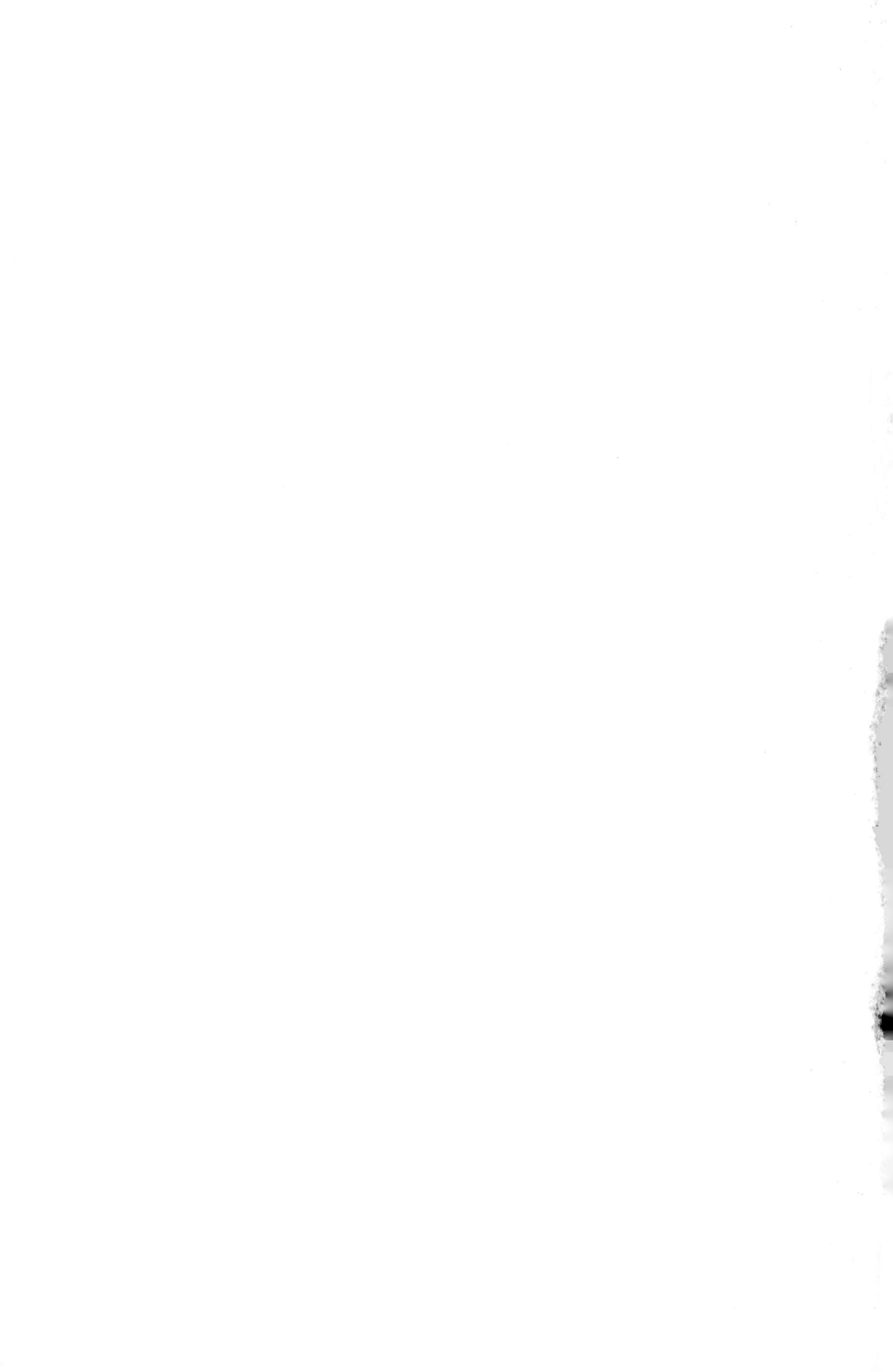

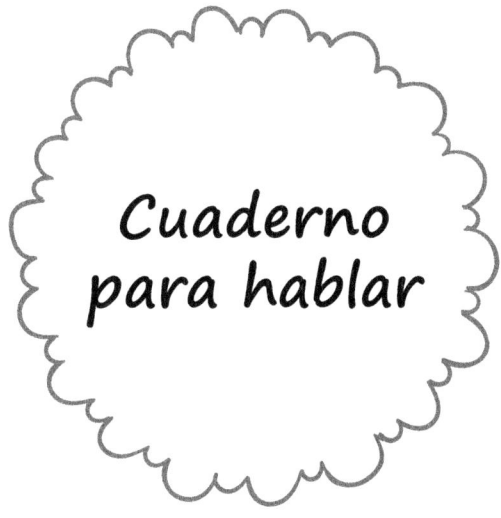

# Cuaderno para hablar

Programa para facilitar la comunicación
en niños con trastornos del espectro autista

© Francisca Rivera Leiva, María José Molero Peinado
© Ediciones Aljibe, S. L., 2016
   Tlf.: 952 71 43 95
   Fax: 952 71 43 42
   Canteros 3-7 -29300- Archidona (Málaga)
   e-mail: aljibe@edicionesaljibe.com
   www.edicionesaljibe.com

I.S.B.N.: 978-84-9700-816-7
Depósito legal: MA 30-2016

Diseño, maquetación y cubierta: Al-Ophiucus XXII
Ilustraciones: © Francisca Rivera Leiva, © Freepik.com
Imagen de cubierta: © Saibarakova Ilona

Imprime: Podiprint. Antequera.

Cualquier forma de reproducción, distribución, comunicación pública o transformación de esta obra solo puede ser realizada con la autorización de sus titulares, salvo excepción prevista por la ley. Diríjase a CEDRO (Centro Español de Derechos Reprográficos) si necesita fotocopiar o escanear algún fragmento de esta obra (www.conlicencia.com; 91 702 19 70 / 93 272 04 47).

Francisca Rivera Leiva
María José Molero Peinado

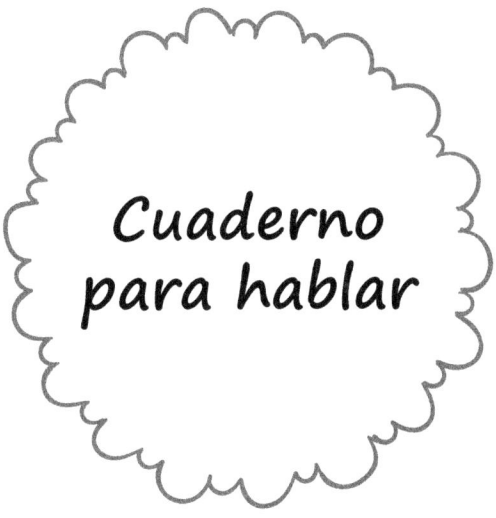

# Cuaderno para hablar

Programa para facilitar la comunicación
en niños con trastornos del espectro autista

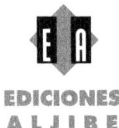

EDICIONES
ALJIBE

# Agradecimientos

*A Álvaro, por ser tan maravillosamente especial.
A Rafa, por su apoyo incondicional.*

*Francisca*

*A Blanca, por septiembre.
A José Ignacio, por noviembre.*

*María José*

*A Alicia, a Milagros, a Jemi y a todos aquellos
que han sabido compartir y entender
el mundo del autismo.
A las asociaciones que nos acompañan
en nuestro camino.*

*Francisca y María José*

# Índice

| | |
|---|---|
| Prólogo | 11 |
| Introducción | 13 |
| **Capítulo 1. Presentación** | 17 |
|     1.1. A quién va dirigido | 17 |
|     1.2. Qué es el "Cuaderno para hablar" | 18 |
|     1.3. Cómo surgió | 21 |
|     1.4. Qué significa para el niño | 24 |
| **Capítulo 2. Metodología** | 29 |
|     2.1. Los objetivos | 29 |
|     2.2. Cómo aplicar el programa | 31 |
|     2.3. Comenzamos el cuaderno | 34 |
|         2.3.1. Ejemplo del primer tipo de plantilla | 37 |
|         2.3.2. Ejemplo del segundo tipo de plantilla | 42 |
|         2.3.3. Ejemplo del tercer tipo de plantilla | 52 |
| **Capítulo 3. Resolución de conflictos** | 53 |
|     3.1. Resolución de conflictos con TEA | 53 |
|         3.1.1. Cómo ignorar las conductas inadecuadas | 53 |
|         3.1.2. Cómo reforzar las conductas adecuadas | 54 |
|     3.2. El "Cuaderno para hablar" en la resolución de conflictos | 55 |
|         3.2.1. Un caso real | 55 |
|         3.2.2. Pautas a seguir para el uso del cuaderno | 56 |
|         3.2.3. Cómo cumplimentar el cuaderno | 57 |
|             a) Ejemplo: fobia a los atascos | 57 |
|             b) Ejemplo: fobia a los perros | 63 |
|             c) Ejemplo: fobia al corte de pelo | 70 |
| **Anexo. Plantillas** | 75 |
| **Pictogramas** | 105 |
| **Bibliografía** | 119 |

# Prólogo

Si en general ser padre o madre no es una tarea sencilla, cuando un hijo presenta algún tipo de dificultad en el desarrollo esta labor se complica mucho más. Ante esta situación, los padres inician un arduo camino para poder ayudarle. Cuando comienza a evidenciarse el problema, estos necesitan comprender qué le está pasando al niño y encontrar soluciones; por ello necesitan profesionales expertos que realicen el diagnóstico, para saber qué orientación y tratamiento es el más adecuado a sus necesidades.

En ese momento los padres inician un proceso de búsqueda de la ayuda necesaria; son momentos de estrés, preocupación, dedicación y toma de conciencia gradual de la situación del niño. Aparecen dudas y realidades nuevas que generan sentimientos de ansiedad y lógicos desajustes en el funcionamiento familiar. Ante estas circunstancias no solo necesitará ayuda el niño, sino también los padres.

El profesional terapeuta, en el ejercicio de su actividad, no puede ni debe olvidar que los padres son las personas que más información pueden proporcionar para su evaluación o tratamiento. En la familia, en el contexto natural del niño, se encuentran las claves específicas de las características del pequeño y de sus dificultades, así como de la dinámica familiar y la forma como él y su familia se desenvuelven. También hay que tener en cuenta que, de manera natural, la conducta del niño varía de forma sustancial según el lugar en el que se encuentre, las circunstancias que le rodeen (contexto) e, incluso, en función de las personas con las que se relacione. Así, puede presentar comportamientos y actitudes distintos en casa, en la sesión de tratamiento o en el colegio.

Por ello, en beneficio del niño, es importante que padres y profesionales colaboraren y comprendan que esta colaboración será el elemento esencial para aplicar el tratamiento y conseguir que el niño avance en la consecución de un doble objetivo: mejorar su evolución y su bienestar.

El profesional, desde su objetividad y experiencia técnica, tiene que tener en cuenta este factor fundamental. Cuando los padres y el terapeuta colaboran en el tratamiento, se establece un fuerte vínculo entre ambos, que incide en el éxito de la intervención. Distintas investigaciones indican que esta relación debe centrarse, entre otras, en la cooperación, en la igualdad de poder y en compartir responsabilidades. Son actitudes y habilidades que contribuyen a crear un clima de verdadera relación colaborativa.

## Prólogo

La psicóloga M.ª José Molero Peinado, en el Instituto de Lenguaje y Desarrollo, ha prestado ayuda realizando sugerencias, buscado recursos y técnicas a utilizar con el niño, con los padres y con ellos mismos como profesionales.

Por ello es necesario destacar que la colaboración, la implicación y el trabajo diario, en el caso de los padres de Álvaro, han sido decisivos para el ajuste de la intervención y el avance del niño. Ellos mismos han realizado el camino con su hijo, ampliando sus conocimientos, estudiando y analizando las necesidades de su hijo, profundizando en él; y, con los recursos que han ido obteniendo, han sabido adaptarse a su día a día y perfilar paulatinamente un método ajustado a sus necesidades, que les ha ayudado a paliar sus dificultades de comunicación cotidiana.

Los padres de Álvaro, con su actitud proactiva, su capacidad de observación, análisis y de afrontamiento a las dificultades han sido capaces de situarse ante su hijo con una actitud positiva y han construido su confianza como padres. Hoy se sienten seguros de todo lo que han alcanzado y están satisfechos de haberlo conseguido por Álvaro y por ellos mismos.

En nuestra labor como profesionales, muchas veces actuamos priorizando nuestro punto de vista profesional sobre el niño, por encima del que tienen sus padres. No siempre se tiene la flexibilidad, humildad y sabiduría para mirar todo lo que ellos pueden llegar a ver en su hijo. Los padres son auténticos expertos en sus hijos y, como tales, nos pueden enseñar mucho a trabajar con ellos y con sus dificultades. Desarrollan, crean, imaginan y construyen recursos. Paqui y Rafa son un ejemplo de ello. Yo misma he aprendido con ellos, viendo cómo han afrontado los problemas de Álvaro, dando soluciones, y también me han enseñado cómo se pueden afrontar las dificultades de la vida. Todo ello se lo agradezco como profesional, además de felicitarles por su actuación como padres.

Este "Cuaderno para hablar" supone, además, una contribución para otros padres con hijos con trastorno del espectro autista que deban afrontar situaciones de comunicación similares con ellos, ya que el material es adaptable a las circunstancias concretas de otros niños. Por otra parte, este trabajo muestra no solo la organización de un recurso elaborado y ajustado a las dificultades específicas de Álvaro, sino también un ejemplo de implicación y determinación para otros padres.

Con este cuaderno y las recomendaciones para su aplicación, los padres pueden proporcionar ayuda visual al niño para que comprenda situaciones, anticipe acontecimientos o la sucesión de ellos y le facilite entenderlos. De esta forma el niño se orienta, se facilita el uso del lenguaje y se ayuda a disminuir los problemas de conducta.

*Alicia Fernández-Zúñiga*
*Psicóloga y directora del Instituto de Lenguaje y Desarrollo*

# Introducción

Todos hemos pensado en alguna ocasión cómo serían nuestros hijos antes de tenerlos: su físico, si se parecerían a nosotros, su color de pelo o el color de sus ojos, si iban a ser altos o bajitos… e , incluso, si iban a tener algún tipo de defecto físico. Pero, ¿y psíquico? No solemos hacernos esta pregunta, y menos aún, cuando los resultados de las pruebas que le hacen al recién nacido son satisfactorios. Sin embargo, poco después, la vida, las circunstancias y el destino pueden hacer que entremos en un mundo desconocido. Nuestro hijo entró a formar parte de la estadística del 1% de la población afectada por el autismo.

Hay siempre un punto de partida, en torno al año y medio de vida, en el que ves que a tu niño le empieza a ocurrir algo extraño. No sabíamos cómo ni por qué pero, en el caso de Álvaro, comenzamos a percibir un retraso en la adquisición del lenguaje y las habilidades psicomotrices. Le costaba relacionarse con otros niños de su edad, que ya habían comenzado a hablar, y su juego tendía a ser individual. En un principio, observábamos todo esto sin darle mayor importancia porque los profesionales que le trataban en esa época, pediatras y personal de la guardería a la que acudía, no parecían advertir ninguna anomalía.

Pero, su padre y yo, inquietos y preocupados por su evolución, mirábamos a nuestro alrededor y, como siempre, veíamos a otros niños que con esa edad ya jugaban, hablaban y se relacionaban. Lamentablemente, le intentábamos comparar con ellos, notábamos diferencias y nos preguntábamos: ¿Por qué nuestro hijo no nos mira?, ¿por qué todavía no habla?, ¿por qué no juega con el juguete de colorines o con el personaje del cuento de moda? o ¿por qué en el parque huye hacia un rincón cuando se le acerca un niño de su edad?

Creíamos que podía ser consecuencia de su propio carácter, tímido e introvertido con los demás niños o que, simplemente, al no tener hermanos o primos de su edad, no estaba acostumbrado a jugar con ellos. Sin embargo, por las tardes, en el parque, se producía la misma escena. No quería montarse en el columpio cuando estaba una niña montada en él, o se levantaba del balancín cuando llegaban dos niños a observarle. Incluso comenzaba a llorar. Estas conductas nos hicieron pensar que algo sucedía y ese sentimiento de culpa, que solemos tener todos los padres, comenzó a invadir nuestra mente cada día un poco más.

¿Qué le está sucediendo a nuestro hijo? Cada día estaba más triste y comenzaba a estar cada vez más ausente.

Callábamos para no alarmar a la familia y nos costaba ver la realidad. Día tras día veíamos que no había grandes avances, sino todo lo contrario, un parón en su crecimiento, ¿y por qué?

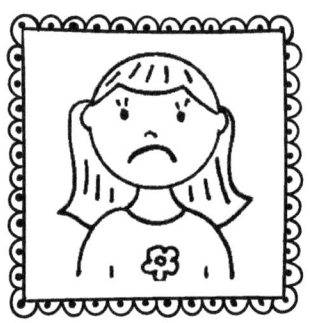

Preguntamos a su pediatra y, en principio, la doctora no veía nada anormal. Ante nuestra preocupación le insistíamos en que algo anormal le estaba sucediendo. Al comentarle nuestra inquietud de que el niño apenas hablaba con año y medio, nos decía que había que esperar; pero, muy sutilmente y con un poco de sarcasmo, nos preguntó si comía bocadillos para fortalecer la mandíbula y favorecer la adquisición del habla. Tras responderle que aún no lo hacía, nosotros quisimos saber su opinión sobre si le parecía normal que no se relacionase en el parque con otros niños. Ella nos preguntó si tenía hermanos o primos de su edad. Le contestamos que no, así que acabo insinuando que los problemas del niño eran imputables a nosotros. Y así entramos en un bucle que nos hizo sentir culpables de lo que le estaba sucediendo a nuestro hijo.

Seguíamos observándole, en casa no atendía y permanecía triste y solo junto a sus juguetes sin apenas hacerles caso. Le mirábamos preocupados viendo cómo no era capaz de hacer una torre de cubos y cómo se repetían, una y otra vez, las mismas escenas anteriormente mencionadas.

Hasta que, unos meses más tarde, otra pediatra, tras un ingreso hospitalario del niño por un cuadro de gastroenteritis con neumonía, fue la que nos dijo que al niño le sucedía algo relacionado con un retraso madurativo. Tras unos meses de idas y venidas, de especialistas y de pruebas médicas, se le diagnosticó un trastorno generalizado del desarrollo. Entramos, entonces, dentro del mundo desconocido del espectro autista y empezamos a formar parte de él.

Comenzaron las visitas al psicólogo infantil, la escolarización en un aula ordinaria de educación infantil con apoyo de logopedia y profesor de ayuda terapéutica. Habíamos iniciado el camino que siguen la mayor parte de los niños diagnosticados dentro del espectro autista.

## Introducción

Ha pasado ya una década desde esos primeros tiempos, llenos de nerviosismo y pesimismo, de ánimos y desánimos y de querer ver la luz al final del camino. Hemos logrado muchas cosas con él, que quizá fueran impensables para muchos profesionales, y él nos ha aportado, a su padre y a mí, una manera distinta de ver la vida. Un paso hacia adelante, cualquier avance de Álvaro, nos hace sentirnos felices, y un parón en su desarrollo ya no lo consideramos una derrota, sino una lección aprendida para poder seguir adelante.

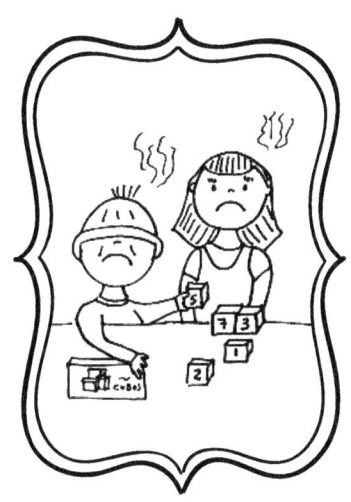

Como culminación de esta etapa de aprendizaje surgió el "Cuaderno para hablar", como uno de los trabajos realizados junto a él.

Ahora tiene catorce años, es un adolescente alegre, simpático, descarado y quizá un poco insistente a la hora de hablar, que sabe expresar sus sentimientos. Un trabajador incansable que quiere superarse día a día, ya sea aprendiendo un poco de inglés o haciendo sumas con llevadas y divisiones. Un niño grande al que le gusta seguir jugando con sus trenes y sus coches que alinea perfectamente en una recta interminable en el salón de casa. O un adolescente que mira en el ordenador los cambios horarios en los países de Europa. O ese niño que se sonroja cuando ve a su chica favorita de la clase.

Es ese adolescente que durante un viaje te ayuda a hacer las maletas y que sabe esperar en un aeropuerto a que salga su vuelo aunque todavía falten tres horas para la salida. Que cuando llega a esa ciudad, tras aguantar dos horas y media de vuelo, sabe leer en inglés dónde se recogen las maletas y pregunta en ese idioma: *What time is it?*

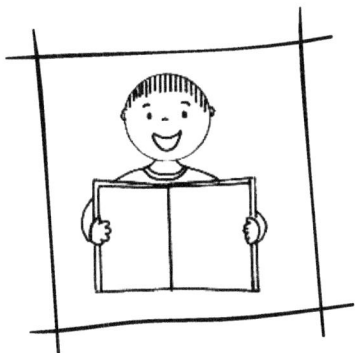

También es ese al que invitan a los cumpleaños en su colegio porque ha sabido sacarle partido a las relaciones sociales, gracias primero a él y después a todos aquellos que están a su lado (profesores, compañeros, familiares, amigos) y a las asociaciones de las que formamos parte.

Este es el punto en el que nos encontramos actualmente con él. Y nos preguntamos si no habrá sido este cuaderno una pieza importante dentro de su desarrollo, además de otros muchos aspectos como la socialización, la conducta, el entorno, los apoyos educativos, etc. Todo está cambiando gracias a su constancia en el trabajo, a su afán de superación y la colaboración conjunta de padres y profesionales.

Si volvemos atrás en el tiempo y nos remontamos una década, era impensable imaginar que podíamos llegar hasta aquí. Ese niño que no prestaba atención, que permanecía en un rincón en el patio del colegio por miedo a relacionarse con otros niños, al que con una gran inquietud motora no podíamos soltar de la mano al caminar porque no veía el peligro, que no se relacionaba con niños y que no miraba al papel a la hora de escribir.

Por todo esto hemos querido sacar a la luz este trabajo, el *Cuaderno para hablar* que hemos utilizado con él durante todos estos años, tanto nosotros como su psicóloga. A él le ha servido para entender mejor nuestro mundo y pensamos: ¿por qué no compartirlo con otros niños para que les pueda ayudar como a él? Es a los niños diagnosticados dentro del espectro autista a los que va dirigido. Son ellos los protagonistas, nosotros pasamos a un segundo plano.

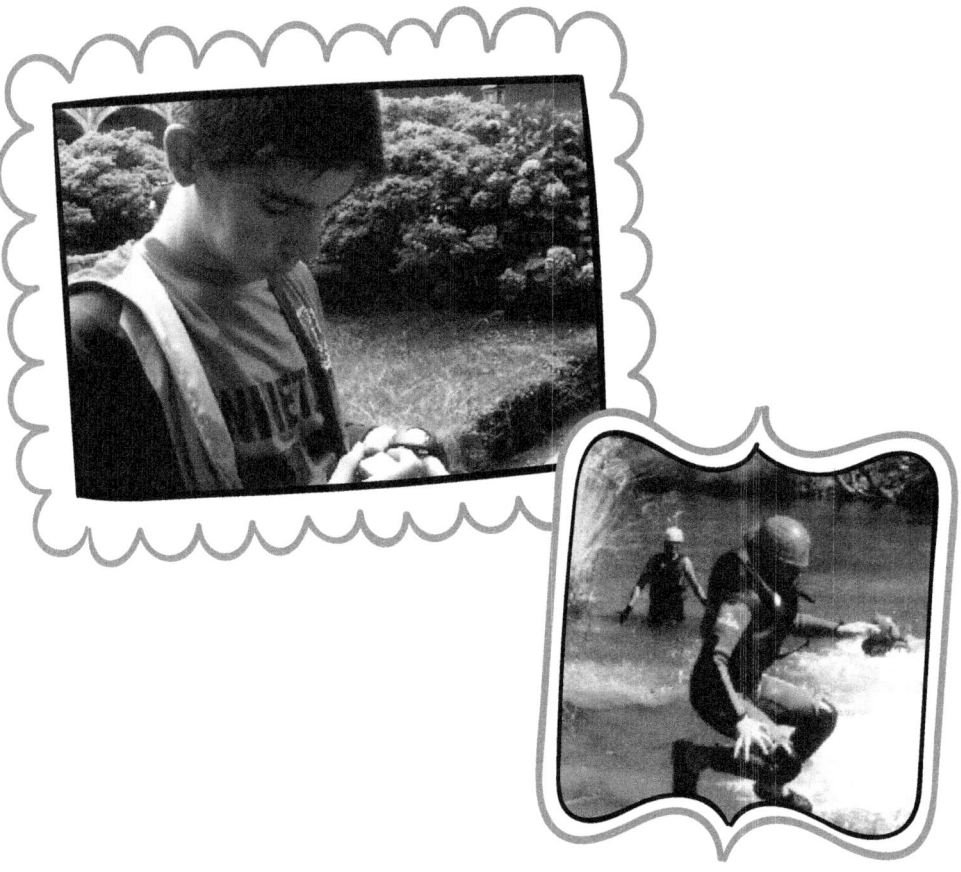

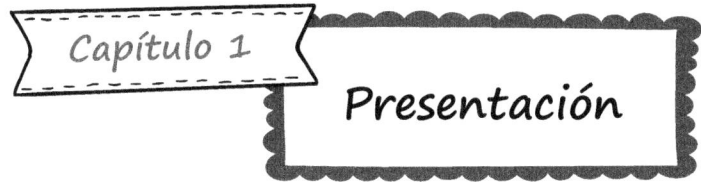

# Capítulo 1 — Presentación

## 1.1. A quién va dirigido

El "Cuaderno para hablar" está dirigido y será de gran utilidad para todos aquellos niños que se encuentran dentro del espectro autista.

Se trata de un programa para facilitar la comunicación en niños diagnosticados con trastorno del espectro autista. Este método, empleado con Álvaro, un niño diagnosticado con un trastorno generalizado del desarrollo, escolarizado como alumno de necesidades educativas especiales en educación ordinaria hasta 4º de primaria y en aula TGD hasta 6º de primaria, ha servido para potenciar la comunicación verbal, la conducta y la socialización del niño, áreas de aprendizaje que hay que trabajar aún más, si cabe, en los niños encuadrados dentro del TEA.

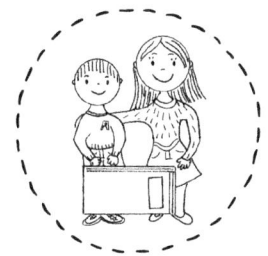

Hasta hace poco tiempo, para referirnos a niños como Álvaro se empleaban diferentes etiquetas diagnósticas como Autismo o Trastornos Generalizados del Desarrollo (TGD). Últimamente estos términos han sido reemplazados por el de trastorno del espectro autista, concepto que refleja mejor la heterogeneidad en la afectación que pueden presentar estos niños. Las manifestaciones del trastorno dentro del campo de la comunicación y la interacción social, así como en los intereses y la imaginación, pueden variar teniendo en cuenta las características del niño, el entorno, la gravedad de la afectación, el nivel de desarrollo, su edad cronológica y el tipo de intervención realizada. Asimismo, la propia evolución y la trasformación de las alteraciones a lo largo del tiempo van configurando nuevos perfiles.

## El Trastorno del Espectro Autista (TEA)

Las características principales del trastorno del espectro autista, como señala el DSM-V, son el deterioro persistente de la comunicación social y la interacción social (Criterio A) así como los patrones de conducta, intereses o actividades restrictivas y repetitivas (Criterio B). Resumiendo, podríamos afirmar sin equivocarnos que las dificultades intrínsecas que podemos observar en la población de niños con TEA tienen su expresividad en una triple vertiente, que se circunscriben a tres áreas de problemas:

1. **Interacción social**: su alteración provoca dificultad para usar conductas no verbales que regulan las relaciones sociales, por lo que no ajustan sus expresiones faciales con la información verbal que están proporcionando. Hay escaso contacto ocular; falta de reciprocidad social o emocional; tiene pocos recursos o habilidades sociales para relacionarse con sus iguales; presenta problemas de empatía que les impiden comprender las motivaciones, creencias y sentimientos de ellos mismos y de los demás.
2. **Comunicación (verbal y no verbal)**: les cuesta responder a su nombre; los protodeclarativos pueden no estar presentes; el lenguaje, medio para comunicarse con los demás, puede que no aparezca y, si lo hace, su uso comunicativo está alterado; las habilidades necesarias para mantener, iniciar o finalizar una conversación también se encuentran afectadas y, por ello, la tarea de conversar suele ser ardua y complicada con estos niños; se observa una comprensión literal del lenguaje y, cuando se usan dobles sentidos, palabras polisémicas, frases hechas, ironías, chistes, etc., se muestran confusos y responden de forma literal al mensaje.
3. **Imaginación**: inflexibilidad que se manifiesta en rituales, intereses restrictivos y resistencia a los cambios.

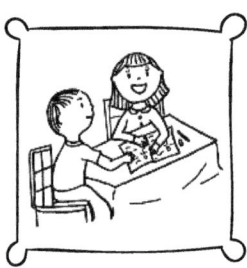

Como ya hemos señalado, el TEA es un trastorno que afecta a la socialización, a la comunicación verbal y no verbal, a la imaginación, a la planificación, a la reciprocidad emocional y al uso de conductas repetitivas. Es un trastorno que normalmente aparece en torno a los dos años de vida y que, si es diagnosticado de manera precoz, la intervención temprana llegará a mejorar su pronóstico y la calidad de vida de estos niños. Asimismo, es muy importante una escolarización con apoyos psicopedagógicos y metodologías ajustadas a sus peculiaridades, ya sea en educación ordinaria con apoyos o en educación especial.

## 1.2. Qué es el "Cuaderno para hablar"

El "Cuaderno para hablar", como hemos dicho anteriormente, es un programa para facilitar la comunicación en niños diagnosticados con TEA. Por tanto, teniendo en cuenta las características de estos niños, que profesores y padres describen y observan, este programa pretende aportar estrategias para utilizar con los niños, fáciles de implementar en diferentes contextos (familia y colegio), para lograr un mejor ajuste y acercamiento a la vida social.

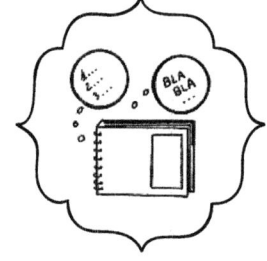

## Presentación

Aprovechando la mayor facilidad para el procesamiento de la información visual, espacial y concreta que presentan estos niños, una de las estrategias que empleamos son los apoyos visuales que, como sabemos, son la forma más sencilla que tenemos para traducir la información verbal y el mundo que les rodea. Así pues, el "Cuadeno de hablar" presenta una serie de fichas a modo de cuadrícula donde se expondrán, mediante pictogramas o dibujos, de forma organizada y estructurada espacio-temporalmente, secuencias rutinarias que ha vivido el niño durante ese día (rituales que hacemos para llegar al colegio, para ir el sábado a ver a los abuelos…), así como acontecimientos y fechas importantes (la fiesta de cumpleaños, carnavales, el día de Navidad…) donde se narrará de forma retrospectiva utilizando el presente para llegar al pasado.

Dadas las dificultades de los niños con TEA para poder anticipar y prever la conducta del otro, este programa, mediante el uso de claves visuales (dibujos, fotografías o pictogramas), favorece la predictibilidad del comportamiento, así como de aquellas situaciones que se repiten de forma diaria (ir al colegio en el coche, quedarse a comer en el comedor con los compañeros, ir a clase de gimnasia…). Asimismo, este programa dotará a los niños con TEA de estrategias para enseñar y entrenar la captación de claves que les permitirán anticipar el comportamiento del entorno.

Estas estrategias, por tanto, cuentan entre sus ventajas con la predictibilidad, ayudando a disminuir la ansiedad y las conductas desafiantes. Normalmente, los niños con TEA, muestran dificultades para planificar su comportamiento siendo muy poco flexibles y necesitando mantener la "invariabilidad del entorno" con marcada resistencia a pequeños cambios en su medio. Así, ante situaciones conflictivas (ir al peluquero, subir al autobús, cambio de colegio…), estas estrategias pueden ayudarles, secuenciando y desglosando las conductas mediante imágenes, con el objetivo de comprender el problema, la relación con los demás y el contexto.

Asimismo, ante la dificultad de estos niños para identificar lo esencial de una situación, juego o coversación, al tender a focalizarse en los detalles, este programa visual resulta de gran utilidad. Si les enseñamos lo relevante mediante pictogramas o dibujos, les estamos ayudando a que sus conductas sean más adecuadas y ajustadas al contexto.

La estructura que se presenta en este programa sigue una doble vía:
- → **Cronología inversa**: permite el acceso de los niños con TEA a la adquisición de las competencias y habilidades para una vida autónoma. Con la cronología inversa se describe una secuencia cotidiana que ha vivido el niño (levantarme

para ir al colegio) o un acontecimiento especial (la noche de Nochebuena, mi cumpleaños) con el objetivo de facilitar la anticipación, la comprensión y el control de estas situaciones.

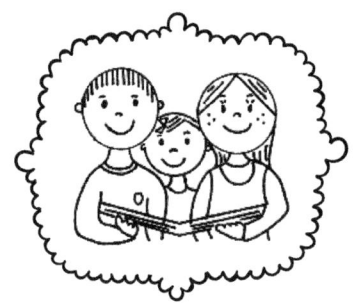

→ **Historias sociales:** ante situaciones nuevas que puedan preverse como fuente de conflicto, o en el momento en que surge el problema (no querer entrar en el autobús para ir de excursión), les enseñarán qué comportamientos son los apropiados y qué habilidades sociales deberán desarrollar para solucionar dicha situación, mediante explicaciones orales con apoyos visuales muy sencillos. Una historia social puede informar, reafirmar, instruir, consolidar, apoyar, premiar y corregir a estos niños y a aquellos que trabajan en su comportamiento.

Las claves visuales nos van a permitir mostrar diferentes emociones y sentimientos de forma clara, tangible e incluso exagerada. Paralelamente, los padres y profesionales deberán emplear un lenguaje pausado y breve que, junto a dibujos, pictogramas y fotografías, favorecerá la comprensión, mejorando la comunicación y su conducta.

Teniendo en cuenta las investigaciones más recientes, cuando nos relacionarnos con un niño con TEA debemos aprovechar cualquier situación (social, escolar o familiar) para estimular la comprensión e identificación de emociones en sí mismo y en el otro. La estructura del diseño que aquí se sugiere va a permitir tanto a profesionales (psicólogos, pedagogos y profesores) como a padres, ajustar su estilo comunicativo y proporcionar algunas claves que favorezcan la descripción y comprensión de su comportamiento en diferentes escenarios de su vida cotidiana (casa, colegio, parque, supermercado, de viaje...) tanto en relación con el comportamiento adaptativo, como con la conducta comunicativa y la interacción social. Paralelamente, nos va a permitir que el niño con TEA observe activamente el estímulo, lo comprenda e integre esta secuencia, así como sus aprendizajes en el ámbito social, desarrollando la comprensión del estímulo en situaciones ajenas.

El "Cuaderno para hablar" no está pensado para que el niño lo complete en un primer momento sin la intervención del adulto (padre-profesional). En función del nivel cognitivo y de otras variables, podrá ser completado por el niño de forma más autónoma con cierta supervisión, o por el contrario convertirse en un trabajo estructurado y guiado, de forma más o menos directiva, por el adulto que será quien lo complete.

## 1.3. Cómo surgió

A pesar de encontrar en el mercado editorial diferentes materiales para niños con TEA, la incansable búsqueda de los padres de Álvaro es la que los llevó a crear el "Cuaderno para hablar" como medio o método para lograr estimularle y motivarle, a través de imágenes que le resultaran conocidas y, a la vez, atractivas. Este aspecto es fundamental porque la falta de motivación puede frenar el aprendizaje de estos niños.

A continuación se expone, en palabras de la madre del niño, cómo se fue forjando este programa:

«La idea de crear el "Cuaderno para hablar" surgió por un problema de falta de interés y atención que mostraba mi hijo a la hora de comunicarse y de escribir. Fue un verano, en el tránsito de infantil a primaria, cuando él todavía no manifestaba interés por la escritura ni por el dibujo. Era prácticamente imposible hacerle sujetar con su mano un lápiz o una pintura, resbalándose a lo largo de su muñeca hasta caer sobre la mesa. Si alguna vez lograba sostenerla era porque le habíamos hecho pintar ese coche que tanto le gustaba o aquellos números que tanto le atraían. Si no era así, su mirada se dirigía hacia el infinito y no al papel que esperaba ser pintado.

» Busqué material en librerías con el que trabajar con él. Sólo encontraba libros escritos por profesionales de la materia referidos al trastorno del espectro autista o algún libro de pictogramas. No localizaba ningún libro apropiado que le ayudara a centrar la atención a la hora de escribir. Necesitábamos algo que le atrajera y le resultara atractivo.

» Estaba realmente preocupada y recordé que su psicóloga, durante la terapia, y su profesora de apoyo, empleaban una hoja en blanco muy estructurada para exponer de forma visual la secuencia de actividades que se iban a realizar. De esta forma, poco a poco fuimos consiguiendo anticipar **situaciones futuras**, de actividades diarias que se repiten de forma habitual, recordándoselas con el papel. Sin embargo, se me ocurrió darle un giro ante una serie de situaciones acaecidas con mi hijo que nos llevaron a pensar a su padre y a mí: ¿por qué no emplear **situaciones pasadas** para darle tranquilidad o seguridad?

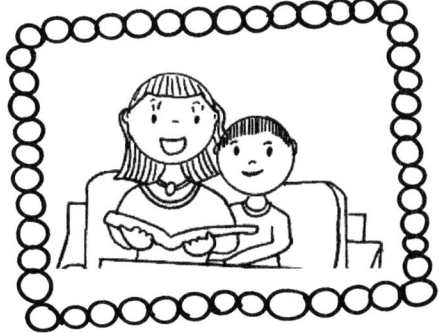

» Recordando nuestro cambio de domicilio y que durante unos meses estuvimos viviendo en otro piso con carácter provisional, el niño estuvo muy inquieto, sobre todo porque

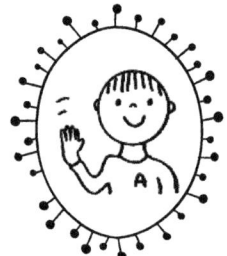 estábamos esperando poder trasladarnos a nuestra nueva residencia. Intentábamos explicarle la situación hasta que cogí una hoja en blanco y traté de anticipárselo. Unos meses más tarde, en el nuevo domicilio, el niño había guardado esa hoja que indicaba las fechas de los traslados. Un día, al preguntarle un **orientador** por la antigua casa, le indicó todo el proceso del cambio de domicilio, aunque ya había pasado un año. Por nuestra parte, seguimos utilizando el mismo procedimiento hasta llegar al "Cuaderno para hablar".

» Un día, a mediados de agosto, en un cuaderno en blanco le pusimos el día de la semana correspondiente, a modo de diario, y continuamos numerándole las líneas que le habíamos hecho para que no se torciera al escribir. Aprovechábamos para pegar alguna fotografía hecha con el móvil o aquellas entradas de cine. Todo lo que le hiciera recordar y despertara su interés tenía cabida en el cuaderno. Lo más importante era que el niño sintiera curiosidad por él y comenzara a escribir. Y así iniciamos el cuaderno-agenda, uno sentado al lado del otro, trabajando en equipo.

» Recuerdo el primer día que no me prestaba atención. Le senté a mi lado en una mesa que tenemos en casa junto a la pared, sin casi posibilidad de que se marchara, ya que normalmente era complicado que estuviera junto a mí más de diez minutos sin descentrarse.

» Cogimos pinturas y comencé a pintarle la situación. Si se tratara del ejemplo anterior, le pintaría un sol que le indicara que estaba amaneciendo y que había que levantarse. Y si era la hora de la entrada al colegio, un niño a modo de garabato, entrando en un edificio, pintando un cubo y un cartel donde pusiera "Colegio". No hacía falta que yo fuera una gran dibujante, lo importante era que lo entendiera.

» En septiembre mostramos a su psicóloga el trabajo realizado con el cuaderno por el niño. Comenzó a trabajarlo con él pero con su orientación y supervisión. Nos indicó que lo ampliáramos, que abriéramos el círculo de intereses y que no se repitiera una y otra vez el mismo tipo de dibujos. Ella nos indicaba que en la utilización de las hojas en blanco era importante para nuestro hijo la ayuda visual, que le haría recordar mejor lo ocurrido ese día. De esta forma, poco a poco, fuimos consiguiendo anticipar situaciones futuras **a partir de situaciones pasadas** en actividades diarias que se repetían de forma habitual, recordándoselas en el papel.

» Continuábamos empleando el cuaderno, ya de manera habitual. Por ejemplo, un día que había ido a la consulta del médico, o bien el día del cumpleaños de una prima suya o aquel otro en el que se iba de excursión con su clase. Siempre acciones que sabíamos que habían ocurrido, dada su dificultad de comunicación».

Presentación

1. Hoy me he levantado a las 7:00 horas.

2. He desayunado una tostada con un vaso de leche.

3. He llegado a las 12:00 horas.

4. He jugado con mis amigos.

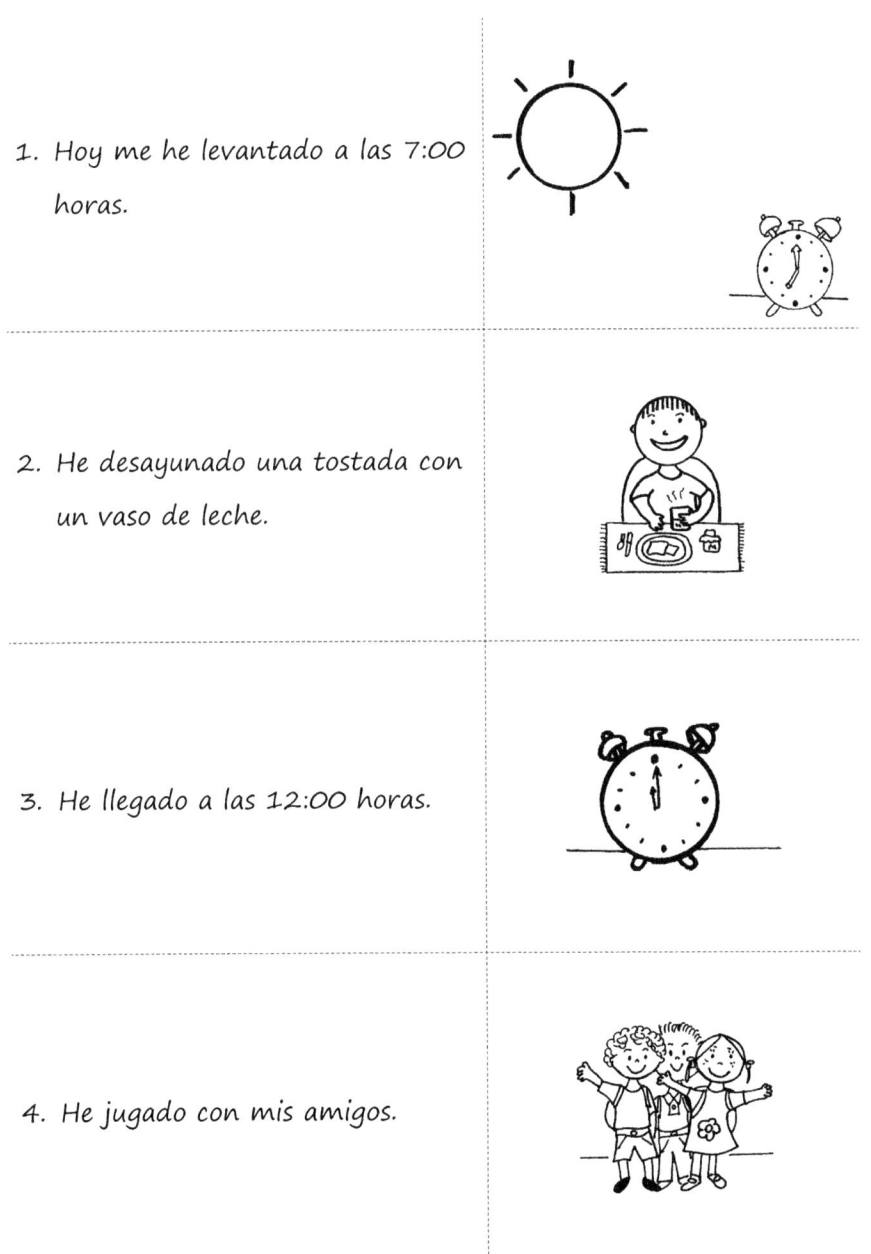

## 1.4. Qué significa para el niño

Nos hubiera gustado que fuera Álvaro quien contara cómo llegó a él su "Cuaderno para hablar" y lo que ha significado pero, como a cualquier otro niño dentro del espectro autista, le cuesta aún comunicarse. A continuación, lo explicamos como lo podía haber hecho él:

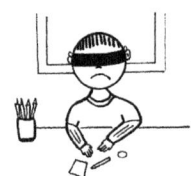

Hola, me llamo Álvaro y tengo catorce años, así que he soplado catorce veces las velas de mi cumpleaños. Al principio me costaba soplar porque no sabía, hinchaba los carrillos de mis mejillas, pero no servía de nada. Tenía que sujetarme los mofletes, poner boca de piñón, apretarlos con mis manos y soplar y soplar, aunque lo único que salía de la boca era saliva sin aire. Todos me miraban atentos y los veía como tratando de ayudarme con la vista e, incluso, soplaban conmigo. Siempre acababan las velas apagadas, ya fuera con mi saliva o con el leve aire que salía disimuladamente de la boca de mis padres. Al final terminamos todos contentos y cantando "Cumpleaños feliz".

Me encanta poner las fotos de mis cumpleaños en mi "Cuaderno para hablar" y, una vez pegadas, escribir, año tras año, lo que me han ido regalando ese día. En mi último cumple me regalaron muchas cosas. Era la primera vez que lo celebraba en la bolera y que iba a invitar a tantos niños. Mis padres me dieron una foto y yo, Álvaro, apunté la lista de mis regalos en mi cuaderno:

1. Una camiseta de mi equipo favorito.
2. Un bote de colonia.
3. Una bolsa de deporte.

Te preguntarás: ¿qué es el "Cuaderno para hablar"? La respuesta es fácil: es como un diario para mí. Anoto junto con mamá o María José, mi psicóloga, cosas que me pasan en el día y que me hacen sentir bien.

Mamá dice que es mi compañero de lectura, mi amigo, al que le tengo que contar cosas bonitas y poder pegar mis imágenes favoritas.

A veces, cuando lo escribo, lo hago con dificultad porque me cuesta escribir. ¿Sabes que sólo escribo en mayúsculas? Es una de mis manías. Me resulta más sencillo escribir con letra grande que con letra pequeña y el trazo es más recto en mayúsculas.

Me dicen que tengo dificultades, según creo, y por eso trato de sacar todo el partido posible a mi dificultad, sobre todo a mis padres. Sé que a veces los desespero, que sin saber por qué cuando se sientan en el sofá de casa se duermen a los dos minutos. He oído muchas veces a mi psicóloga María José decirle a mamá que necesitan un respiro, pero si ya respiran y lo hacen por la nariz. Alguna vez he oído decir a la gente que piensa que soy un niño rarito, pero soy como todos, lo único que quizá más sincero y más transparente que el resto.

Comenzaron a utilizar el cuaderno conmigo porque no quería contar lo que me ocurría en el colegio, no sabía expresar lo que había hecho durante el día si no me preguntaban primero y lo veía apuntado en un papel. ¿Cómo podía explicar que había estado en el patio de mi cole a las

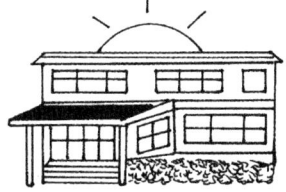

11:00 horas y que miraba en un rincón cómo jugaban otros niños a la pelota y que había cogido el coche que llevaba en el bolsillo para que me hiciera compañía? Siempre he estado en clases de apoyo y mis compañeros han tenido material escolar diferente al mío, así que tener un cuaderno diferente no era nada raro.

Si mis profesores de apoyo me daban cosas distintas al resto de mis compañeros, ¿por qué no llevar mi cuaderno para que lo vieran después de un fin de semana y supieran lo que había hecho? Aún sigo haciéndolo y en la asamblea del lunes me cuesta menos poder explicar lo que ha pasado el fin de semana o, incluso, llevar el que he hecho en verano explicando algún día especial, como aquel en el que estuve en el aeropuerto esperando montarme en un avión Boeing 737 o viendo la última película de Pixar.

Para situaros en el tiempo, mis padres me sacaron de un colegio público con apoyo de la clase de 4º de primaria, al que asistía, para entrar en otro colegio en un Aula TGD o, como yo la conozco, "Aula verde" o "Green Class", que me gusta más. Mi profesora de apoyo, que había estado conmigo desde los cuatro años, se marchaba del colegio y pensó que estaría mejor en este nuevo colegio, donde estarían más pendientes de mis avances. Este cambio me vino estupendo porque me libré de una excursión que se hacía todos los años y a la que no me apetecía ir, aunque ahora soy el primero que se apunta a ellas. Ahora ya estoy en 6º de primaria con apoyo, en el aula TGD. Aunque paso la mitad de tiempo entre una y otra, he conseguido tener amigos, jugar a las cartas, al pañuelo y al fútbol y sacar un notable en inglés. "¡Jo qué tío!", eso suele decirme a menudo ahora mi padre.

*Creo, según dicen, que estoy mejor y que puedo llegar un poquito más. ¿Hasta dónde? Mamá dice que hasta las nubes. No estaría del todo mal, son bonitas y blancas y parecen de algodón cuando el cielo está de color azul, sobre todo cuando al llover vuelve a salir el sol y el arco iris.*

*Tengo muy buena memoria visual. Todo esto gracias a mis pequeños tesoros, planos de metro, folletos publicitarios, horarios de aviones o planos de ciudades y de transportes públicos que he ido pegando y guardando en el "Cuaderno para hablar". Me aprendo rutas turísticas antes de viajar, planos de transportes y sorprendo a todos cuando llegamos al lugar donde viajamos. "¿Dónde está la ciudad de Dublín?", me preguntan en conocimiento del medio; y yo respondo: "En la República de Irlanda".*

*Mi antiguo colegio fue importante en mi evolución, pues allí estuve siete cursos desde infantil hasta 4º de primaria.*

*Tenía muchas dificultades, pero también habilidades que tenía todavía escondidas, no me interesaba que la gente supiera que las tenía. Si quieres que te ponga un ejemplo, con mis clases de plástica que no entendía: ¿por qué tenía que cortar una figura y pegarla después en un papel?, ¿no era más sencillo dejarlo igual y no romperlo?; ¿por qué deshacer algo para volver a hacerlo? A mí me gustan los papeles tal*

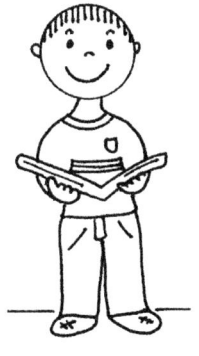

*y como salen por la impresora de mi ordenador. Sencillo, veo en internet con papá algo que me gusta y le doy a ese archivo para imprimirlo. Selecciono formato Din-a 4,* después opciones, imprimir en color y aceptar. Y ¡zas!, la hoja sale nueva e impresa y después la pego, sin cortar, en el "Cuaderno para hablar". ¿Por qué tener que romper algo en clase de plástica con las tijeras y después tener que pegarlo, colorearlo y ponerle papelitos para pegarlo en una hoja? El resultado me sale mal, seguro, y es lo que digo yo: ¡viva la informática!

Los primeros cursos de infantil no fueron fáciles ni para mí ni para mis padres. Yo acudía a ver a María José tres veces a la semana por las tardes para reforzar el apoyo que tenía en el colegio. A la vez, por las mañanas, en el cole, la profesora de apoyo y el logopeda acudían a mi clase de infantil a recogerme para llevarme a sus clases. ¡Qué paciencia! Yo era un niño despistado, inquieto y con muchas manías, sobre todo si veía una puerta. La abría una y otra vez hasta que pusieron una pegatina por las puertas que pasaba para cerrarlas tras pasar yo.

No hablaba, pero conocía todas las letras del abecedario y los números. Me gustaban los puzzles que me daban en mi clase normal para que no me levantara una y otra vez, no me gustaba estar sentado.

No quería mirar al papel, ¿para qué iba a escribir? No me resultaba atractivo, prefería escribir en el ordenador de la clase de apoyo. Todos desesperados, mis padres, María José y mi profesora Mía.

Creo que fue cuando mamá ideó el "Cuaderno para hablar". Tenía que conseguir que yo dejase de pintar rayajos imitando el "agua" cuando me hacían escribir.

Bueno, y ahora voy a dejar de hablar de mí, y que María José y mamá te enseñen el "Cuaderno para hablar".

# Capítulo 2

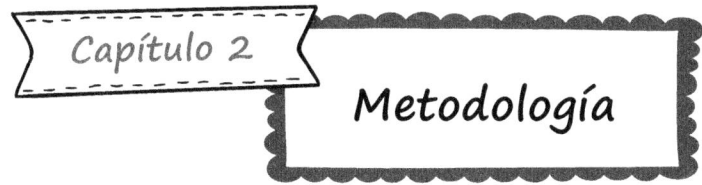

## Metodología

### 2.1. Los objetivos

Con el "Cuaderno para hablar", se pretende facilitar y mejorar la comunicación en niños con diagnosticados con TEA. Si estos emplean en el día a día una agenda como un procedimiento que implica un registro de las actividades diarias a realizar, lo que el "Cuaderno para hablar" propone es, además de poder anticipar lo que va a ocurrir, incidir y reflexionar en lo que ya ha sucedido a modo de cronología inversa. Este método tiene como objetivos fundamentales:

1. **Favorecer la comprensión, tanto del lenguaje oral como del escrito.** Los trastornos de la comunicación son el núcleo central del TEA, siendo las alteraciones del lenguaje muy significativas. Hay que destacar que el nivel del lenguaje en los niños con TEA es muy variable. Encontramos desde los que presentan un retraso o una ausencia completa del mismo, hasta aquellos que, con un nivel superior a los anteriores, presentan trastornos importantes en la capacidad de iniciar o mantener conversaciones, u otros con un empleo estereotipado o repetiti- 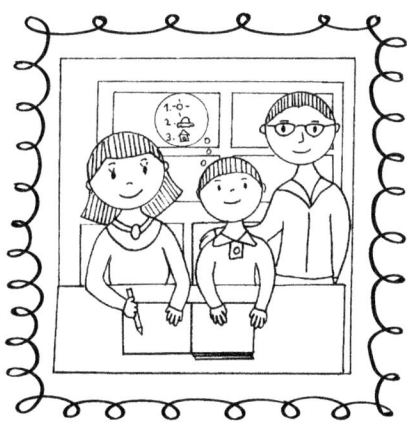 vo del mismo. Estas alteraciones en el desarrollo comunicativo-lingüístico afectan al lenguaje gestual y mímico, al lenguaje productivo (produciéndose ecolalias, repeticiones de palabras o frases hechas) y, a su vez, a la comprensión del mismo.

Con este programa se trata de potenciar el lenguaje y la comunicación, a través de **apoyos visuales y de la escritura**, empleando secuencias temporales ya acaecidas y cumplimentadas en el cuaderno por el niño con la supervisión del adulto.

Al ser niños afectados por la comunicación, con diferentes capacidades de abstracción y de simbolización, es conveniente emplear apoyos visuales con los que estén familiarizados y que sean de su interés. Los apoyos visuales como fotografías, palabras, pictogramas y objetos reales (entradas de cine, folletos de museos, planos de metro, tickets de compra...), combinados con otro tipo de recursos, pueden facilitar la comprensión de su entorno.

Así, si existe una acción que se repite diariamente (como ir al colegio en autobús), se escribirá en el "Cuaderno para hablar", añadiendo una imagen. De esta forma ponteciaremos su capacidad comunicativa, ajustando la explicación a su nivel lingüístico y comprensivo.

2. **Transmitir seguridad en las actividades cotidianas repetidas en el día a día.** Sabemos que las personas con TEA presentan dificultades de previsión importantes a la hora de entender lo que va a acontecer en un futuro. Esto puede provocar comportamientos desconcertantes, nerviosismo, estados de ansiedad y desconexión que pueden desencadenar problemas de conducta.

    Presentan dificultades para planificar y organizar sus propias acciones, que, posiblemente, esté relacionado con la falta de estrategias que, junto con los problemas de comunicación, pueden generar cierta inseguridad.

    Uno de los objetivos de este programa es anticipar una acción ya acaecida, a través de apoyos visuales. A través de la utilización de secuencias de acciones se facilitan las claves necesarias para favorecer la comprensión de lo que va a suceder, poniendo como referencia un acontecimiento anterior. Por ejemplo, si el niño va a realizar una visita a casa de un familiar donde estuvo un día determinado, le mostraremos en su "Cuaderno para hablar" el día que estuvo, anticipándole así la secuencia de acciones que van a suceder ("salimos de casa, nos montamos en el coche, llegamos y tras la comida nos marchamos a casa"). Somos conscientes de que no podemos prever todo, dada la imprevisibilidad de los acontecimientos, pero sí una parte de ellos

3. **Disminuir los problemas de conducta a través de la resolución de conflictos.** Dada la complejidad y diferencias en los problemas de conducta que pueden presentar las personas diagnosticadas con TEA, relacionados con las dificultades en la comunicación, en la interacción social, la inflexibilidad, las conductas repetitivas, etc., quizás el manejo de estas contingencias es lo que resulta más complejo.

    Para poder controlar estos problemas, se han venido utilizando diferentes técnicas de modificación de conducta como el desvío de atención, el refuerzo de conductas positivas, la extinción, la anticipación de consecuencias o la demora de refuerzo. Estas técnicas, junto a la propuesta de la resolución de problemas mediante los apoyos visuales, se ha comprobado que son beneficiosas pues permiten el entendimiento, la visualización y la anticipación de la acción.

Cuando existan conductas disruptivas en determinadas situaciones por parte del niño (por ejemplo, cuando acude a la peluquería a cortarse el pelo), el cuaderno será la herramienta a través de la cual se puedan controlar este tipo de comportamientos. Anotaremos lo ocurrido y le mostraremos la mejor alternativa en tanto se muestre más receptivo a entender lo que ha sucedido, que será normalmente al estar más tranquilo, para poder solventar mejor esa eventualidad.

4. **Mejorar las relaciones sociales, mostrando a través del texto e imágenes la forma de interactuar con los demás.** Hay que recordar que, tal y como indicaba Kanner, el síndrome de autismo es la incapacidad para relacionarse normalmente con las personas y las situaciones, llegando a hablar de la extrema soledad de estas. Es importante poder orientar a estos niños en cómo desarrollar relaciones con sus iguales. ¿Por qué no indicar en el cuaderno cómo interactúa un compañero con otro cuando están en el patio, a la hora del recreo, y juegan a la pelota; o cómo, con la ayuda del adulto, ha conseguido poder guardar su turno cuando estaba esperando para montarse en un columpio; o cómo nos ha intentado explicar que ha salido al patio a jugar y se ha quedado solo en un rincón mirando cómo jugaban sus compañeros? Es este aspecto, la socialización de los niños con trastorno del espectro autista, el que más preocupación genera a padres y profesionales.

## 2.2. Cómo aplicar el programa

Una vez detallados los objetivos del programa o cuaderno, cabe preguntarse: ¿cómo emplearlo?, ¿cómo aplicarlo?, ¿quién lo realiza?

Como decíamos al inicio, el "Cuaderno para hablar" no está pensado para que el niño lo complete sin la supervisión del adulto (padre-profesional). Al principio lo podrá completar el adulto, que estructuradamente rellenará la ficha para que, paulatinamente, el niño vaya asumiendo cierta autonomía y sea él quien, con más o menos ayuda y supervisión del adulto, lo complete.

Dada la especial peculiaridad de los niños diagnosticados dentro del espectro autista, hemos comprobado que resulta más eficaz completar el cuaderno diariamente, durante unos 15 minutos aproximadamente, y en el momento del día en el que el niño esté más tranquilo.

## Recomendaciones previas

En primer lugar, seleccionamos previamente las imágenes con las que vamos a trabajar (pictogramas, fotografías, dibujos o imágenes reales). Recordemos que estas imágenes deben ser lo más atractivas posible para los niños. Una vez seleccionadas las imágenes, es importante que antes de sentarnos a trabajar con el niño, demos una serie de recomendaciones a los padres.

A la hora de trabajar con los niños, es fundamental para el desarrollo eficaz del programa:

1. Dar explicaciones claras y sencillas, tratando de adecuarlas a su nivel de comprensión, y mantener la tranquilidad y la calma si al principio no logra entenderlo.
2. No perder el control de la situación y mostrarse tranquilo ante el niño.
3. Buscar el momento en el que el niño esté más tranquilo y receptivo para trabajar con él.
4. Plantearse metas fáciles a fin de determinar el progreso.
5. Buscar y ofrecer un final gratificante para el niño, un premio o una recompensa.

Uno de los requisitos para que la interacción entre dos personas sea adecuada es que ambos estén atendiendo a un tema común. Para lograr que el niño nos preste atención mientras completamos el "Cuaderno para hablar", se proponen las siguientes orientaciones:

→ Póngase a su altura, siéntese a su lado orientado hacia él, con el objeto de que nos pueda ver la cara.

→ Intente establecer contacto ocular. Llámele por su nombre. En el caso de que no le mire, póngale un dedo debajo de la barbilla y guíele hasta que mire directamente a los ojos. Una vez nos esté mirando, llámele otra vez por su nombre.

→ Acompañe con gestos lo que le diga al niño para favorecer la comprensión.

→ Cambie su entonación y haga exclamaciones para llamar su atención.

→ Repita varias veces lo que le diga si es necesario.

Para favorecer **la interacción social y la comunicación** se sugieren las siguientes indicaciones:

→ Estimule la toma de iniciativa en la interacción sin anticiparse a sus deseos.

→ Premie cualquier intento de comunicación. Si el niño se dirige a usted, aunque no utilice un lenguaje claro, le atenderá y responderá a su iniciativa.

→ Repita el comentario del niño, asociándolo a las actividades que se están realizando, sin insistirle para que lo vuelva a repetir.

→ Dentro del contexto de la conversación, ante respuestas inadecuadas, ofrézcale el modelo de respuesta correcta dentro de la situación, para que tenga oportunidad de contrastarlas. Por ejemplo:

Adulto: *¿Has jugado a la pelota?*

Álvaro: *Mi hermano la tira a la piscina y se enfadó.*

Adulto: *¡Ah! Álvaro, ¿has jugado a la pelota con tu hermano?*

→ Dé margen al niño para que emplee los recursos comunicativos / lingüísticos que posee a la hora de formular sus deseos, conseguir que los demás hagan cosas, llamar la atención de los demás, etc.

Para **favorecer la expresión y uso social del lenguaje** se proponen las siguientes orientaciones para el trabajo de las plantillas:

→ Mientras completamos el "Cuaderno para hablar" con ellos, mirando al niño iremos verbalizando, de forma pausada, lo que estamos haciendo. Asimismo, y según la capacidad del niño, se le pueden hacer preguntas sencillas ajustadas a su capacidad real. Por ejemplo:

—*Mamá / papá está sentada/o con Álvaro para trabajar.*

—*Vamos a escribir la fecha en la que estamos.*

—*Hoy es 2 de octubre.*

—*¿Qué día de la semana es Álvaro?* Si responde adecuadamente, le felicitamos: *muy bien, Álvaro, eso es, es lunes.* Si no lo sabe, le decimos que es lunes y, a continuación, le volvemos a preguntar: *Hoy es lunes. ¿Qué día es hoy?*

—*Mamá y Álvaro van a contar lo que ha hecho hoy Álvaro.*

—*Esta mañana Álvaro se ha levantado, se ha vestido, ha desayunado y ha ido al cole.*

—*En el colegio se ha portado muy bien.*

→ Podemos preguntarle algo en concreto o pedirle que nos cuente lo que ha hecho durante el día o describir imágenes con temas e historias relacionadas con acontecimientos sencillos y cotidianos de la vida diaria. Se puede animar e inducir al niño a que responda, pero sin presionarle. Si responde de forma inadecuada o no responde, podemos reformular la frase de forma más sencilla, o podemos incitar a la comunicación iniciando la respuesta para que él la complete. También podemos ayudarles ofreciéndoles un modelo de respuesta, contestándonos a nosotros mismos.

→ Podemos recontar las historias varias veces, omitiendo gradualmente cada vez más palabras y que sea él quien lo vaya contando poco a poco. Si no responde o si cuenta cosas poco relacionadas con el tema, volveremos al cuento, a aquello que estamos rememorando y compartiendo.

→ Es importante, no sólo animarle a que cuente lo que él ha hecho sino, también, animarle a que nos pregunte a nosotros. Si le resultara complejo en un principio y fuera necesario, le diríamos lo que queremos que nos pregunte. Por ejemplo:

Adulto: *Álvaro, pregúntame que he desayunado hoy / si me gusta determinado alimento o no / si me gusta determinado cuento o no / etc.*

De esta forma, se puede trabajar indirectamente el respeto por los turnos (si no lo hace voluntariamente, se lo enseñaremos expresamente y lo orientaremos para que lo ponga en práctica).

→ Cuando no comprendamos lo que nos dice, repetiremos sus comentarios y continuaremos hablando de lo que esté haciendo en ese momento o de las cosas con las que está jugando.

→ Durante la realización de la actividad con el niño, debemos intentar ajustar nuestro lenguaje a su nivel para mantener el tema de conversación. Por tanto, el niño realizará comentarios más ajustados si utilizamos preguntas abiertas que le den opciones de respuestas como, por ejemplo: *¿Quieres pintar con los lapiceros o con rotuladores?* También con aquellas que indican nuestro interés y crean expectación como *¿Y ahora...?, ¿qué pasa después...?*

→ Cuando el niño desconecte de la situación y se abstraiga en su conversación, no es conveniente dejarle. Intente focalizar su atención en aquello que se esté realizando, llamándole por su nombre, o con exclamaciones, cambios de tono, etc.

→ Durante la conversación, ignoraremos las preguntas repetitivas (ecolalias) y volveremos a plantear la pregunta. Si el niño vuelve a repetir la pregunta, la volveremos a reformular y le daremos una contestación adecuada relacionada con el contexto.

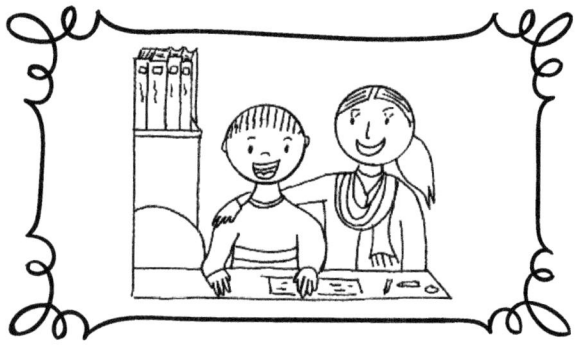

## 2.3. Comenzamos el cuaderno

A continuación se presentan tres tipos de plantillas con las que se puede trabajar este método. En cada caso o situación, seleccionaremos el tipo de plantilla más adecuada para trabajar con el niño.

No olvidemos que la acción que vayamos a trabajar debe de haber sucedido antes de elegir y rellenar cualquier plantilla.

### Primera plantilla

Esta plantilla es la más sencilla. En ella, junto con el niño, iremos representando de forma secuenciada una situación cotidiana que pueda suceder un día determinado, ya sea una explicación sobre lo que debe hacer al entrar en clase o cómo debe permanecer en casa a la hora de hacer los deberes. Esta plantilla consta de sólo cuatro huecos para imágenes y una línea para texto. Por ser la más sencilla, se recomienda para los niños más pequeños.

| Imagen 1 | Imagen 2 | Imagen 3 | Imagen 4 |
|---|---|---|---|
| 1. _____ | 2. _____ | 3. _____ | 4. _____ |

### Segunda plantilla

La utilizaremos para explicar más detalladamente un acontecimiento, un día especial o para la resolución de conflictos. En esta plantilla, la secuencia de imágenes aumenta y se amplían las líneas de texto.

*Cuaderno para hablar*

1. _____
   _____
   _____

   Imagen 1

2. _____
   _____
   _____

   Imagen 2

3. _____
   _____
   _____

   Imagen 3

4. _____
   _____
   _____

   Imagen 4

5. _____
   _____
   _____

   Imagen 5

## Tercera plantilla

Esta plantilla se recomienda para cuando el nivel de lenguaje en el niño es más elevado. No se requiere tanta imagen y sí más texto. En el caso de nuestro hijo, que actualmente cuenta con 14 años, es la que más utiliza.

| Imagen 1 | Imagen 2 | Imagen 3 |
|---|---|---|

_____
_____
_____
_____

### 2.3.1. Ejemplo primer tipo de plantilla

La primera plantilla, como ya hemos visto, es una secuencia con cuatro huecos para imágenes que el padre o el profesional, junto con el niño, irá rellenando con la situación que se quiera trabajar. Se escribirán una serie de frases o indicaciones para narrar las diferentes actividades y rutinas que el niño ha desarrollado en el día. Hay que recordar que la acción debe haber sucedido antes de iniciar el cuaderno.

Para poder entenderlo mejor pondremos un ejemplo de **un día de colegio**. En la primera plantilla del cuaderno, suena el despertador, el niño se levanta por la mañana en casa y, como todos los días, se asea y luego se viste.

La persona que realice la plantilla con el niño le mostrará la secuencia, verbalizando lo que ha hecho al levantarse. Por ejemplo, le dirá: *Mira, el despertador ha sonado a las 7,00 horas; después, Álvaro se ha levantado; luego ha ido al cuarto de baño y se ha aseado; después, Álvaro se ha vestido.*

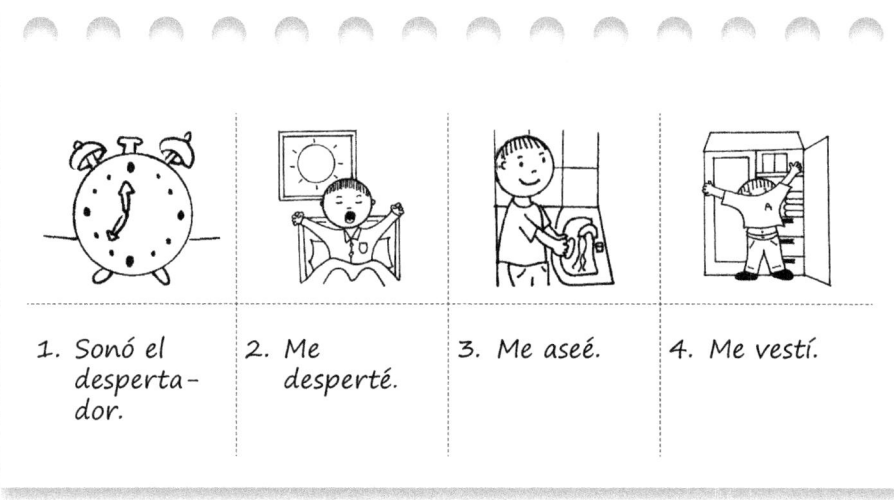

Como la acción de ir al colegio no ha acabado, cogeríamos otra plantilla de viñetas y continuaríamos la secuencia para seguir explicando lo que hizo después de vestirse.

Recordemos que en este momento es importante seguir manteniendo la atención del niño, siempre sentado a nuestro lado, continuando con los dibujos, escribiendo debajo de la imagen y verbalizando las acciones con una entonación motivadora.

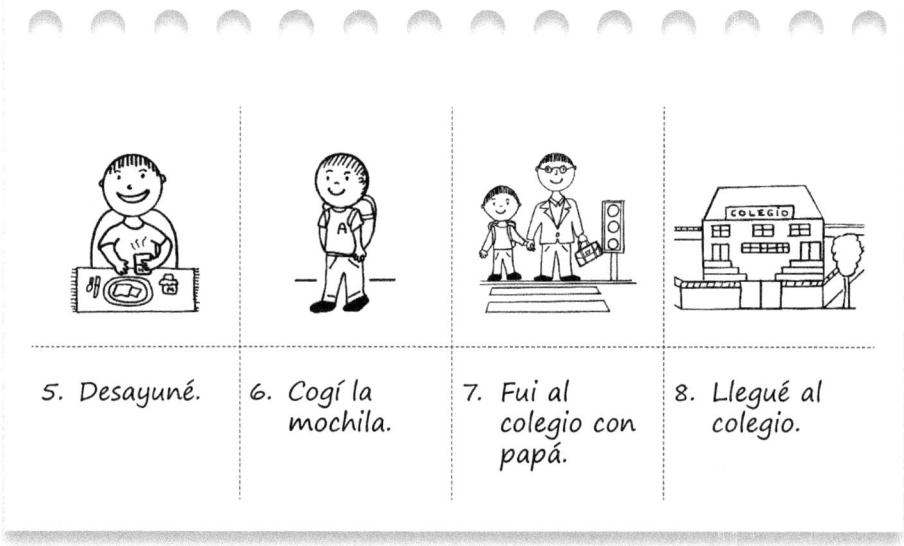

Como ya hemos visto, se trata de mostrar al niño, una vez realizada la acción, a través de las imágenes, lo que le ha sucedido antes de llegar al colegio. Se le muestra la segunda plantilla con la secuencia de imágenes de la 5 a la 8, y se le indica: *Mira aquí, en el número 5, desayunaste; después cogiste la mochila; papá te llevó al colegio y llegaste.* Con el análisis de las acciones pasadas, el niño adquirirá seguridad ante las mismas acciones, cuando vuelvan a suceder en un tiempo futuro, pues las tendrá ya interiorizadas.

A continuación, emplearemos una nueva plantilla sabiendo, por ejemplo, que el niño llegó a las 9:00 horas al colegio y que su primera clase era la de Matemáticas. Continuamos mostrándole nuevas imágenes que le representan dentro del centro escolar. Aquí es cuando el niño, tras haber realizado la acción en el día, puede contar al padre o profesional qué es lo que ha realizado ese día en el colegio.

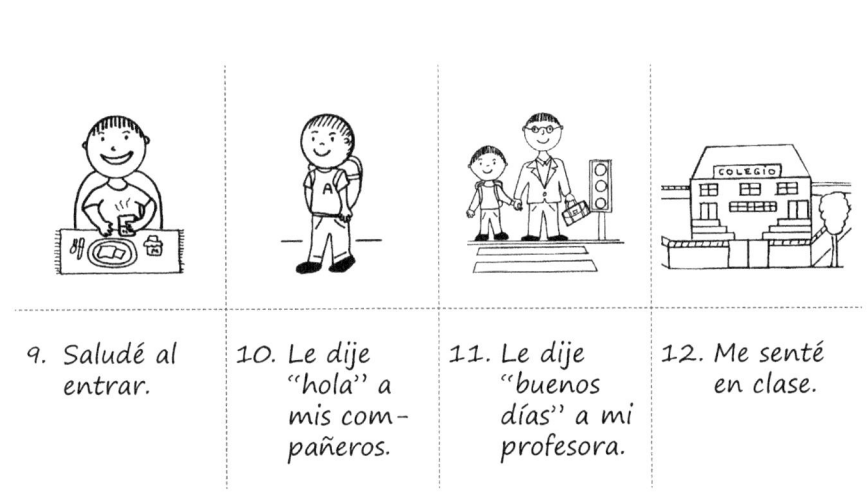

| 9. Saludé al entrar. | 10. Le dije "hola" a mis compañeros. | 11. Le dije "buenos días" a mi profesora. | 12. Me senté en clase. |

En nuestro caso, antes de comenzar con el "Cuaderno para hablar", cuando Álvaro salía del colegio y le preguntábamos qué había hecho no nos contaba nada. Sólo nos decía que había jugado a "pilla-pilla" en el recreo. ¿Pero qué había hecho en clase de lengua?, ¿o qué había comido en el comedor a mediodía?, ¿había jugado en el patio?

Debíamos estimularle de alguna manera para que pudiera explicarnos lo que había hecho. Queríamos comunicarnos más con él. Para lograrlo se nos ocurrió dibujar y cumplimentar sólo las imágenes 13 y 14 y así incitarle a contar las siguientes.

Cuaderno para hablar

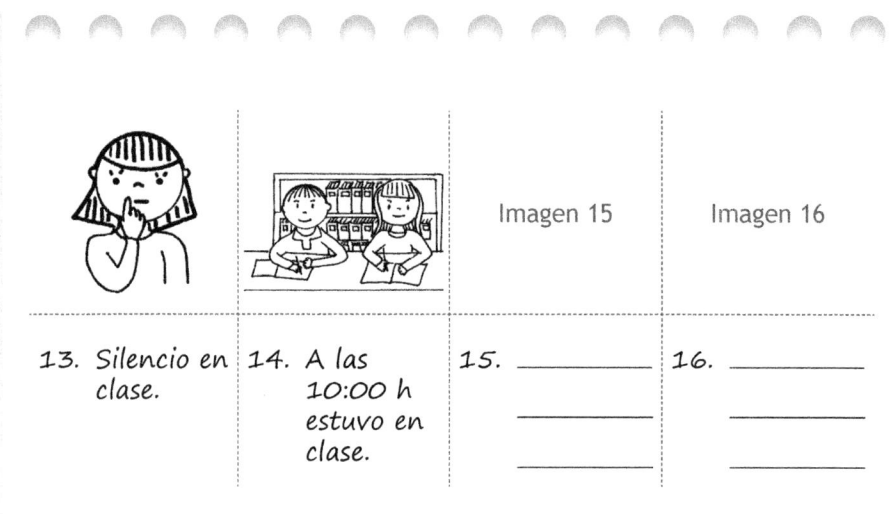

Le decíamos al niño: *Has estado en silencio en clase*, y le mostrábamos la viñeta número 13. A continuación le decíamos, enseñándole la número 14: *Álvaro ha estado en clase a las 10 horas, ¿en qué clase has estado, en Lengua, Matemáticas o en Música?* El niño a continuación nos indicará en qué clase estuvo a las 10 horas. Incluso podemos continuar hasta preguntarle por la hora de salida de dicha clase, en la viñeta número 16.

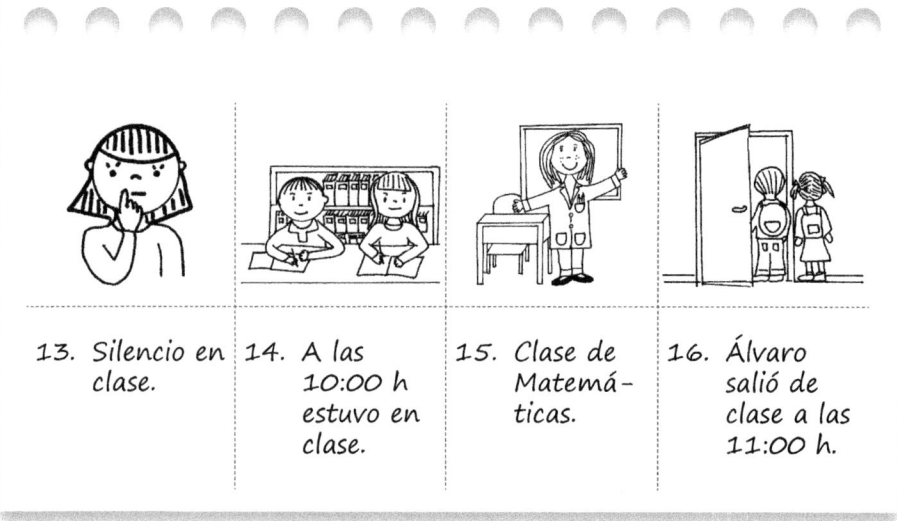

Metodología

   Sabemos que, en niños que presentan dificultad en la adquisicion del lenguaje, es más difícil lograr esta comunicación. En estos casos se les puede mostrar varios pictogramas que ellos mismos pueden colocar en el lugar correspondiente.

   Otra situación que nos sucede a menudo, tanto a padres o madres como a profesionales, es que nos resulta muy difícil saber con quién juega en el recreo o si se relaciona con los niños y niñas de su clase. Aquí se puede utilizar de nuevo este método. El adulto dibuja o pega una fotografía del niño contento porque es la hora del recreo y, a continuación, una representación del patio del colegio, dejando en blanco las otras dos viñetas para invitar al niño a que le cuente lo que ha hecho.

   Poco a poco, con paciencia, volvemos a mostrarle la situación y le indicamos: *Mira, es la hora del recreo, las 11:00 horas. Estás contento* (le enseñamos la viñeta número 17). *Y has salido de clase al patio* (le enseñamos la número 18)

   A continuación, le decimos: *¿A qué jugaban tus compañeros?* Y le mostramos la viñeta 19 en blanco.

|  |  | Imagen 18 | Imagen 19 |
|---|---|---|---|
| 17. Álvaro se puso contento. Hora del recreo: 11:00h. | 18. Álvaro salió de clase al patio. | 19. _____ _____ _____ _____ | 20. _____ _____ _____ _____ |

   Dibujamos a sus compañeros. El niño nos indicará lo que estaban haciendo. Si vemos que puede seguir respondiéndonos, le preguntaremos si ha jugado con ellos y con quién lo ha hecho. Y pasaremos a la viñeta 20, preguntándole, por ejemplo, por sus compañeras.

| 17. Álvaro se puso contento. Hora del recreo: 11:00h. | 18. Álvaro salió de clase al patio. | 19. Los amigos de Álvaro jugaron a la pelota. | 20. Las amigas de Álvaro saltaron a la comba. |

## 2.3.2. Ejemplo de la segunda plantilla

El segundo tipo de plantilla, presenta una secuencia de viñetas más amplia que la primera plantilla. Como ya vimos, tiene seis huecos de imagen y algo más de espacio para el texto. La utilizaremos para explicar más detalladamente algún acontecimiento o día especial y para la resolución de conflictos, como veremos en el capítulo 3.

En las páginas siguientes se muestran ejemplos de aquellos días de especial significado vividos por el niño: la celebración de su cumpleaños con la familia y amigos, el día que sale con toda la clase de excursión a un museo o a una granja…; y cómo se pueden cumplimentar estas plantillas en blanco. Estos ejemplos se presentan organizados en dos grupos: actividades escolares y actividades fuera del colegio.

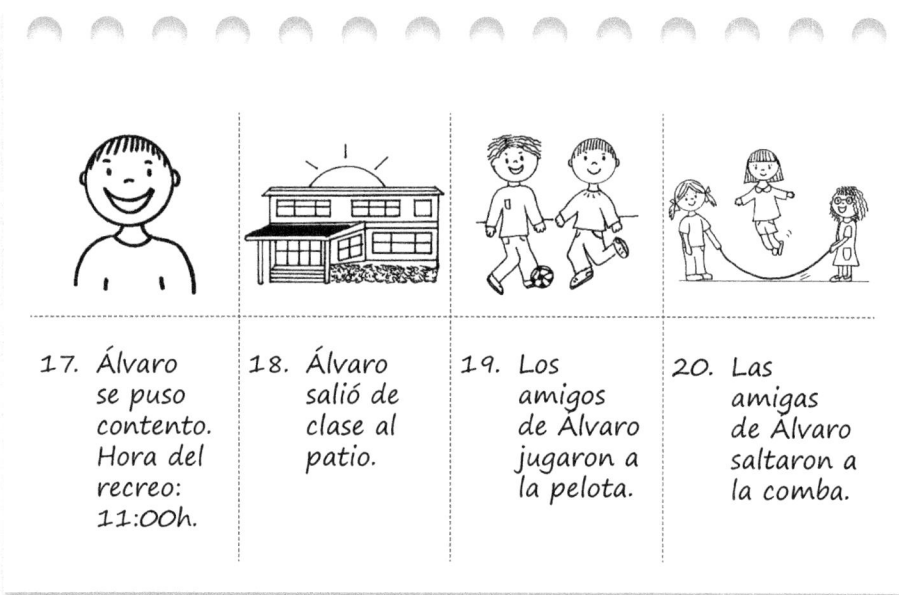

## a) Actividades escolares

*Día 15 de febrero. Excursión*

| | |
|---|---|
| El día 15 por la mañana fui de excursión a un castillo medieval con mi clase. | |
| Salimos en el autocar a las 9:30 horas desde el colegio. | |
| Fui con toda mi clase y con mi profesor. | |
| El castillo estaba en un pueblo a las afueras de mi ciudad. | |
| Dentro del castillo había un museo con cuadros y allí vieron reyes. | |
| Al salir del castillo fuimos a un mercado medieval. Me gustó mucho la excursión. | |

Día 3 de marzo. Clase de Lengua

El día 3 de marzo llegué por la mañana al colegio.

Entré en clase de Lengua a las 9,00 horas.

Mi profesora nos explicó un ejercicio de lengua que teníamos que hacer.

Me puse a hacer el ejercicio de los sustantivos.

Necesitaba ayuda para hacerlo, y pedí ayuda.

La profesora de apoyo me lo volvió a explicar.

Metodología

Día 14 de abril. Salgo al recreo

A las 10,45 horas, nos ponemos en fila y salimos al recreo.

Salen al recreo todos mis compañeros de la clase.

Yo salgo con mis mejores amigos que son Diego y Alicia.

Juego al fútbol con mis compañeros.

Después, desayuno un sándwich y un zumo de piña.

Acaba el recreo a las 11,15 horas y entro en clase.

Cuaderno para hablar

## b) Actividades fuera del colegio

Día. 9 de octubre. Invitación a un cumpleaños

El día 4 de octubre, estaba muy contento. Me había invitado mi amiga Elena a su cumpleaños.

Me fui en metro hasta donde se celebraba el cumpleaños.

Papá me llevó en el metro.

Al llegar me encontré con mis amigos que también habían ido al cumpleaños.

Le di a Elena su regalo de cumpleaños.

Metodología

Día 24 de diciembre. Nochebuena

Esa mañana me había levantado temprano. Estaba un poco nervioso y muy contento.

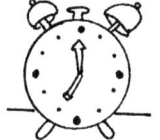 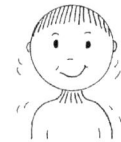

Era el día 24 de diciembre, el día de Nochebuena. Ese día nació en Belén un niño llamado Jesús.

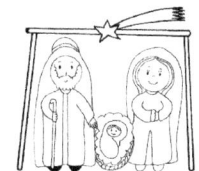

Nos montamos en el coche y fuimos a casa de mis abuelos a pasar la Nochebuena.

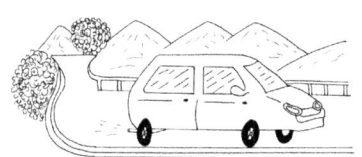

Cuando llegamos a su casa todo estaba nevado. Hacía frío.

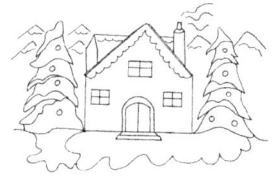

El menú de Nochebuena tenía alimentos que me gustaban. De primero aperitivos, jamón, queso y gambas. De segundo, pavo asado. Y de postre, dulces navideños.

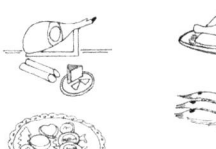 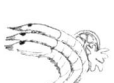

Día 28 de febrero. Fiesta de Carnaval

El día 28 de febrero era sábado y estábamos invitados a una fiesta de Carnaval por la tarde.

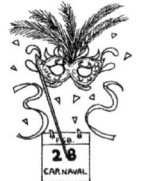

Mamá cogió un libro y me explicó que se celebra en el mes de febrero, tres días antes de cuaresma.

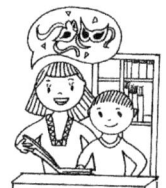

Me enseñó fotografías de muchas ciudades donde se celebran Carnavales (Cádiz, Santa Cruz de Tenerife y también Venecia).

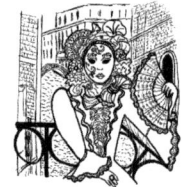

Ya por la tarde, a las 17:00 horas, nos disfrazamos porque teníamos que ir a la fiesta de Carnaval.

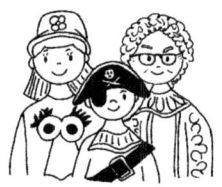

Llegamos a la fiesta de Carnaval y muchos amigos y amigas estaban disfrazados como nosotros. Nos lo pasamos bien y nos hicieron muchas fotografías.

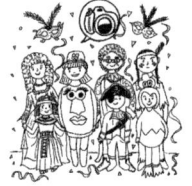

Día 20 de marzo, mi cumpleaños

El día 20 de marzo fue mi cumpleaños. Me puse contento porque me iban a hacer regalos.

Soplé las velas de mi cumpleaños con mis amigos.

En la fiesta de cumpleaños estuvo un payaso que nos hizo juegos.

Después me dieron los regalos.

Y al final, tiramos de las cuerdas de la piñata y cayeron muchos caramelos.

Cuaderno para hablar

### Día 4 de junio. Tarde de cine

| | |
|---|---|
| El sábado fui al cine con mis padres. | 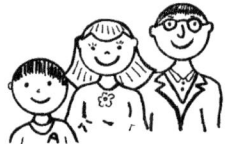 |
| Cogimos el metro para ir. | MADRID TRANSPORTES<br>METROBUS 10 viajes<br>12,20 euros |
| La película se llamaba "La aventura del saber". | CINES<br>C/Esperanza, 7<br>Madrid<br>SALA<br>LA AVENTURA DEL SABER<br>SÁBADO 10/11/2012<br>16:00<br>Fila: 10 Butaca: 6<br>Precio 6,20 euros |
| Al salir del cine, nos fuimos a una cafetería a merendar. | 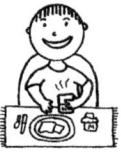 |
| Volvimos a casa a las 20:00 horas. | 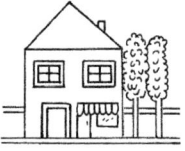 |
| Me fui a la cama contento. Me gusta mucho ir al cine. | 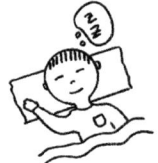 |

## 2.3.3. Ejemplo de la tercera plantilla

El tercer tipo de plantilla requiere menos imágenes y más texto. A continuación, se muestran ejemplos de aquellas situaciones que podríamos trabajar con más explicación escri                                                                                                    de plantillas. Recordemos que el uso de esta plantilla es recomendable para niños más mayores o para aquellos que con tan sólo tres apoyos visuales llegan a entender una situación y han adquirido un nivel de lenguaje adecuado.

Lunes 8 de noviembre

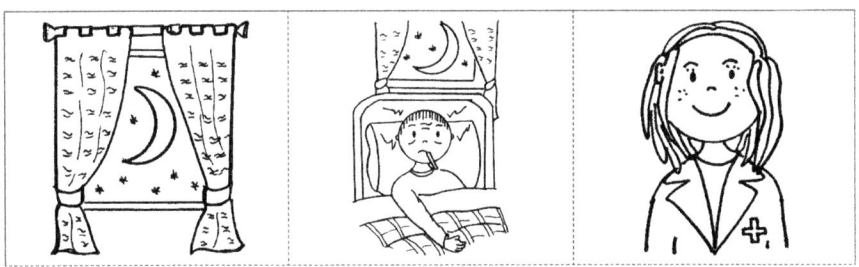

El lunes 8 de noviembre hacía frío. Había estado lloviendo toda la mañana. Al llegar a casa, por la tarde, estaba temblando y me dolía la cabeza. Me encontraba mal.

Tenía frío. Mamá me dijo que me metiera en la cama y me puso el termómetro durante 5 minutos. El termómetro marcaba 39 grados. Tenía fiebre.

Al día siguiente fui a ver a mi pediatra, que se llama Lourdes. Ella me mandó una medicina y me curé.

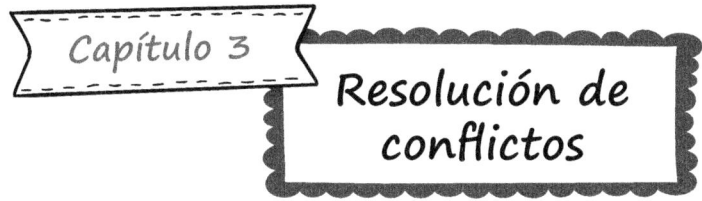

# Capítulo 3. Resolución de conflictos

## 3.1. Resolución de conflictos con TEA

Como ya se ha mencionado anteriormente, los problemas de conducta son una de las principales dificultades a las que se enfrentan las familias con niños con TEA. Como describen muchos padres, en numerosas situaciones se encuentran ante miradas desaprobadoras, juicios de valor y preguntas indiscretas con las que, incluso, se llega a responsabilizar a los padres de este tipo de comportamiento. En ocasiones, los padres se sienten obligados a justificar o, incluso, a tener que explicar el TEA a personas que han dado juicios de valor sin conocer las características de su hijo. Este es uno de los motivos que nos impulsó a incluir este capítulo de Resolución de conflictos.

Los padres, en muchas ocasiones, no disponen de las herramientas y la metodología necesarias para afrontar aquellas situaciones en las que sus hijos manifiestan conductas desafiantes, como respuesta a los problemas relacionados con la comunicación, interacción social, la inflexibilidad… Estas conductas desafiantes tienen distinto grado de expresión y pueden variar desde agresiones (a sí mismo, a otros o al entorno), conductas inapropiadas, disruptivas o socialmente inadecuadas, así como conductas inflexibles o negativas.

Las técnicas de modificación de conducta, junto al empleo de apoyos visuales, han permitido favorecer la comprensión de situaciones donde esas conductas no eran aceptables.

### 3.1.1. Cómo ignorar las conductas inadecuadas

No siempre es fácil ignorar una conducta inadecuada y se hace, si cabe, más complicado en determinadas situaciones y contextos. Por ejemplo, suele resultar muy complicado para la mayoría de los padres ignorar una rabieta de su hijo en mitad de un centro comercial.

Para que ignorar resulte eficaz, es recomendable seguir las siguientes pautas:

→ No prestar atención. Esto significa no reaccionar ante el comportamiento indeseado, ni de forma verbal (no hay que decir nada), ni de forma no verbal (no mirar al niño, no mostrar ni expresión facial ni gestos). Evitar responder a éstas con nuestro propio enfado.

- → Mirar a otro sitio o salir de la habitación. Si esto último no es posible, apártese mientras el niño mantenga este comportamiento.
- → Ser persistente y no abandonar. En el caso de las rabietas, lo normal es que cuando usted empiece a ignorar la mala conducta, el niño aumente el volumen, la intensidad y la frecuencia de la rabieta hasta que obtenga la respuesta deseada. Si se mantiene firme y no presta atención, la duración de la conducta cada vez será menor. Para observar los progresos, puede realizar un registro del tiempo que duran (minutos, segundos); de esta forma, comprobará cuándo aumenta la conducta inadecuada y cuándo disminuye.
- → Guiar la atención del niño hacia otro objeto o acción. Ante conductas que deseamos eliminar, se puede ofrecer una conducta alternativa (otro juego, terminar la tarea, recoger los juguetes) y se le reforzará cuando consiga o se aproxime a lo que le hemos pedido. Es más probable que, en el futuro, vuelvan a ocurrir aquellas conductas que han sido seguidas y que han tenido consecuencias agradables para el niño.
- → Decir "No", con tono firme, ante conductas inadecuadas o peligrosas y dirigir al niño a un lugar donde pueda realizar acciones adecuadas, reforzando la conducta adecuada de forma inmediata.

### 3.1.2. Cómo reforzar las conductas adecuadas

Con frecuencia, los adultos centran su atención con más facilidad en las cosas que los niños hacen mal, que en aquellas que hacen bien. Procuraremos no caer en el error de criticar y buscaremos hechos positivos merecedores de refuerzo. A los niños pequeños, igual que al resto de las personas, les gusta que les atiendan y refuercen. Por ello es importante que el niño obtenga refuerzos por las pequeñas cosas que va realizando, aunque para el adulto sean nimias o poco significativas. Estos refuerzos aumentarán la probabilidad de repetición de las conductas adecuadas.

Para reforzar las conductas adecuadas, por tanto, es importante:

- → Elogiar el comportamiento del niño (por ejemplo: *Me gusta que Luis se tire por el tobogán sin tirar arena*) y no juzgar su personalidad (por ejemplo: *Eres un niño malo, desobediente*), puesto que el objetivo debe ser cambiar su conducta y no su personalidad.
- → Utilizar elogios concretos para que el niño sepa qué es lo que hace bien y pueda volver a repetirlo.
- → Ser capaz de percibir y valorar los pequeños avances producidos hacia la conducta deseada. Las conductas u objetivos escolares que deben conseguir son muy amplios, por ello es adecuado desglosarlos en pasos concretos don-

de obtenga éxito y, cuando lo domine, pasaremos al siguiente. Por ejemplo, si pretendemos que el niño estudie y hasta entonces no lo había hecho, cuando el niño se siente en la mesa de su habitación, elogie este paso.

→ Utilizar aquellos elogios que más agraden a su hijo: reforzadores sociales (atención, sonrisas, besos, caricias, aprobación, interés…), reforzadores materiales (juguetes, caramelos…) y/o actividades. Con niños pequeños, los elogios son más eficaces cuando suceden inmediatamente después de su comportamiento positivo. En niños más mayores se puede demorar algo más.

## 3.2. El "Cuaderno para hablar" en la resolución de conflictos

El "Cuaderno para hablar" es una herramienta que nos posibilita la resolución de conflictos que pueden surgir en el día a día. Planteado el conflicto, se recurre al cuaderno donde se representa la situación a través de apoyos visuales que, después, sentados junto al niño, se le explican, paso a paso, hasta la resolución final del mismo.

### 3.2.1. Un ejemplo real

Empezaremos explicando cómo los padres de Álvaro resolvían algunas de las situaciones que desencadenaban problemas de conducta difíciles de controlar fuera del ambiente y contexto familiar. A continuación y en palabras de los padres se expone el procedimiento que seguían:

«Cuando Álvaro quería algo o una acción no transcurría como él tenía planeado, se desencadenaba una tremenda rabieta. El control de los tiempos de espera, aunque fuera un tiempo mínimo, le suponía perder la paciencia al creer que la situación iba a prolongarse durante muchos minutos. A esto habría que añadir que como familia nos encontrábamos con miradas desaprobadoras, juicios de valor y preguntas indiscretas con las que se nos ha llegado a responsabilizar de este tipo de comportamiento del niño ante determinadas situaciones. Debíamos justificar o dar explicaciones constantes acerca de esas conductas e, incluso, a veces tener que explicar el trastorno del espectro autista a personas que han dado juicios de valor sin conocer el problema que tiene nuestro hijo. Y, como consecuencia de todo esto, muchas veces no hemos sabido por dónde ir o cómo actuar.

» Fueron las propuestas psicológicas y el hecho de que a través de las imágenes entendiera que ese tipo de conducta no eran las más apropiadas, lo que nos llevó a emplear el "Cuaderno para hablar", no sólo como diario sino como una propuesta de resolución de los conflictos a los que nos enfrentábamos en el día a día. Era el material que utilizábamos para los tiempos de espera, las fobias, las rabietas, etc., para nuestra resolución de conflictos. Después de producirse un conflicto, ya en casa, se elaboraban dentro del cuaderno las secuencias de los distintos pasos que habían llevado al mismo y cómo se llegaba a resolver.

» Un día, al volver a casa después de un gran atasco de tráfico con la rabieta consiguiente, me senté con él y traté de explicarle que no habíamos podido llegar a casa de sus tíos porque habían cortado la carretera como consecuencia de un festejo anual del Ayuntamiento, la "Gran carrera popular". Con una serie de viñetas dibujadas, le iba explicando una situación pasada, lo ocurrido esa misma mañana y su consecuencia. No habíamos podido llegar porque la calle estaba cortada. Después, le iba explicando la situación presente, que él estaba triste y seguía llorando. A continuación, para calmarle y anticiparle lo que iba a suceder al día siguiente, le expliqué a través de las viñetas que iríamos a casa de sus tíos sin problemas de tráfico. Estaba empleando con él un tiempo futuro. Como si de un cuento se tratase, empleaba los tiempos pasado, presente y futuro.»

### 3.2.2. Pautas a seguir para el uso del cuaderno

Los apoyos visuales y el trabajo con el "Cuaderno para hablar" es una herramienta que puede ser muy útil para la resolución de conflictos, aunque, obviamente, no es la única solución, ni en algunos casos resulta inmediata.

Para comenzar a trabajar un conflicto a través de las plantillas visuales de el cuaderno, debemos:

1. Elegir el conflicto. Es importante saber cuál de las conductas resulta más dañina para el niño, para la familia o para el entorno.
2. Explicar el conflicto a través de los apoyos visuales (imágenes, fotografías, pictogramas, dibujos, etc.,) haciendo una primera secuencia que le haga entender lo que ha ocurrido (en tiempo pasado).
3. Buscar el por qué, las causas que le han llevado al niño a tener esa conducta (por ejemplo: ¿por qué ha llorado en el atasco? o ¿por qué no quiere cortarse el pelo?).
4. Una vez identificadas las causas, escribir, en el cuaderno, con la ayuda de las plantillas, paso a paso lo ocurrido y dibujar o pegar una imagen que le haga recordar lo sucedido.

Para explicar lo ocurrido al niño con las secuencias e imágenes que hemos realizado, recordemos que es importante:

a. Realizar la exposición de manera clara y sencilla, tratando de adecuar el lenguaje a su nivel de comprensión.

b. No perder la calma ni el control de la situación, mostrándonos tranquilos ante el niño, aunque al principio no logre entender lo que le explicamos.

c. Buscar un momento en el que el niño esté tranquilo. Si aún continúa llorando tras la rabieta, esperaremos a que se le haya pasado y será después cuando tratemos de explicárselo.

d. Darle alternativas posibles. Por ejemplo, si muestra una rabieta por un atasco, le podemos pintar un semáforo que nos hace parar, una ambulancia que al pasar hace que nos detengamos o un reloj con un par de minutos de espera.

e. Plantearle metas fáciles a fin de determinar el progreso. Siguiendo el mismo ejemplo del atasco, hacer con él rutas cortas en coche explicándole lo que va a suceder, recurriendo al cuaderno mostrándole que debe esperar y permanecer tranquilo. Incluso nos podemos llevar la hoja donde se lo indicamos, explicándole lo que se espera de él.

f. Buscar y ofrecerle un final gratificante para él tras la superación de esa acción (por ejemplo: llevarle a merendar a un sitio que le guste, comprarle un libro, jugar con él a su juego favorito...).

## 3.2.3. Cómo cumplimentar el cuaderno

Como hemos señalado anteriormente, trabajar con niños que presentan Trastornos del Espectro Autista resulta complejo dadas sus características. Aprovechando la mayor facilidad para captar los mensajes visuales, utilizaremos las imágenes para reflexionar con ellos acerca del conflicto acontecido, con el fin de proporcionar herramientas al niño para enfrentar futuras situaciones parecidas. A continuación, a modo de ejemplo, explicamos tres situaciones: un atasco de tráfico, miedo a los perros y un corte de pelo.

### a) Ejemplo: fobia a los atascos

A muchos niños les es muy difícil mantener la tranquilidad en las esperas, ya sea en un atasco de tráfico o bien en la consulta de un médico. Todos recordamos alguna vez en la que nos ha resultado complicado mantener la compostura cuando nuestro hijo ha comenzado a mostrarse más inquieto de la cuenta o no ha sido todo lo civilizado, entre comillas, que debería haber sido.

Cuaderno para hablar

Situación: atasco 1

El sábado por la mañana nos fuimos a casa de María y Juan. Habíamos quedado a las 11:00 horas.

Iba contento en el coche con mamá. Tenía ganas de verlos.

Nos encontramos con un gran atasco de coches.

No me gustaba el atasco. No quería esperar.

Mamá se enfadó conmigo porque grité y lloré por el atasco.

La calle estaba cortada por una gran maratón.

Resolución de conflictos

Situación: atasco 2 (imprevisto y cambio de planes)

| | |
|---|---|
| Eran las once y no habíamos llegado a tiempo a casa de María y Juan. | 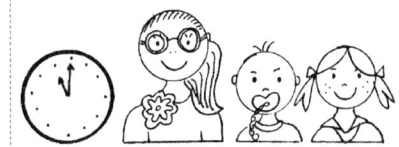 |
| La calle seguía cortada a las 11:45 horas. Mamá se bajó del coche porque seguía llorando y gritando. | 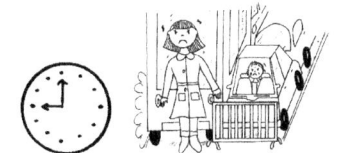 |
| Lloraba y gritaba y mamá seguía fuera del coche esperando que dejara de llorar. La calle estaba cortada… | 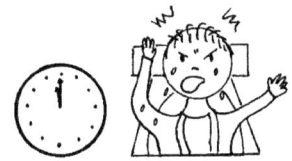 |
| Mamá llamó por teléfono, por segunda vez y les dijo que la calle estaba aún cortada, por la maratón. Yo continuaba llorando. | 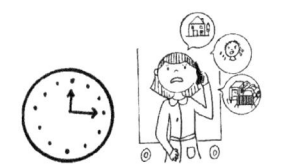 |
| Me decía que me callara. Y no paraba de llorar. | 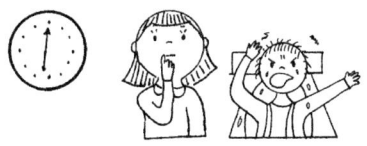 |
| Cambio de planes. No fuimos a casa de María y Juan. Iríamos al día siguiente. Volvíamos a casa. | 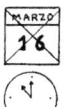 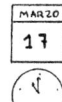 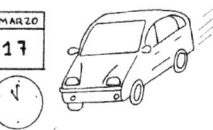 |

Cuaderno para hablar

## Situación: atasco 3 (imprevisto y cambio de planes)

| | |
|---|---|
| Volvíamos a casa. Y seguía llorando. | 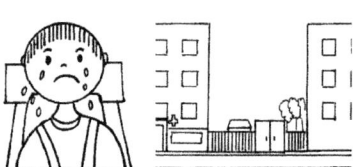 |
| Mamá me decía que dejase de llorar. Íbamos a ir mañana. Me ofreció caramelos o jugar con el ordenador. | 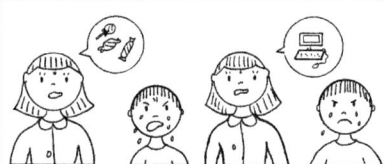 |
| Seguía llorando. Me decía que jugará con la consola o que nos fuéramos al parque. Yo no quería hacer nada. Estaba enfadado. | 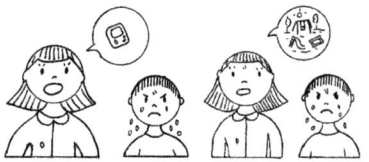 |
| Mamá escribió y pintó en el cuaderno la situación. | 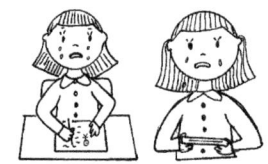 |
| Me explicó que no habíamos podido llegar porque había un atasco y que iríamos mañana. | 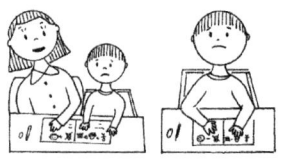 |
| Que no podía llorar y gritar en el atasco porque los coches estaban parados. No podían pasar y no se podía hacer nada. Sólo esperar. | 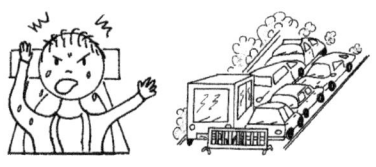 |

Resolución de conflictos

Situación: atasco 4 (imprevisto y cambio de planes)

| | |
|---|---|
| Pensé lo que decía el cuaderno y mamá me lo volvió a explicar. | |
| Íbamos a ir mañana a casa de María y Juan. | |
| Íbamos a ir en el coche. | |
| Estarían esperándonos en su casa. | |
| Si hubiera un atasco aunque hubiéramos quedado a las once de la mañana, no pasaría nada. Esperarían. | |
| Yo miré y vi en el cuaderno, que no lloraría más. Esperaría contento. | |
| Me quedé tranquilo y me puse a jugar. Los atascos no me pondrían nervioso. | |

## Situación: atasco (solución)

| | |
|---|---|
| El domingo 17 de marzo íbamos de nuevo de casa a de María y Juan, papá, mamá y yo. Antes de salir de casa, papá me enseñó el cuaderno y anticipó la situación. | 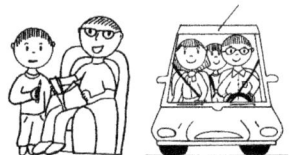 |
| Tuvimos que pararnos cuando llegábamos a los semáforos y había señales de tráfico. | 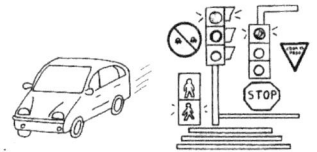 |
| Me puse nervioso pensando en el atasco del sábado 16. | 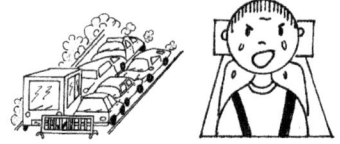 |
| Me puse a llorar. Y mamá me dio el cuaderno, lo había cogido de casa. |  |
| Lo miré y me acordé que llegaríamos a tiempo. | 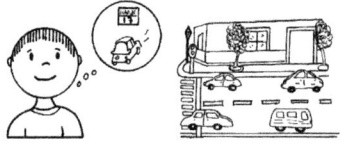 |
| A las 11:00 horas, llegamos a casa de María para jugar con los niños. |  |

## b) Ejemplo: fobia a los perros

El ejemplo que sigue a continuación muestra una de las situaciones más difíciles de superar: el miedo a los animales. ¿Qué niño no ha tenido alguna vez un gran miedo a algún animal? Nuestro hijo ha sido un niño familiarizado con ellos porque en nuestra ciudad existen dos grandes zoológicos, a los que hemos acudido en más de una ocasión e incluso tenemos familiares que tienen perros y él ha tenido alguna mascota. Pensábamos que con un pequeño animal en casa perdería el miedo. No fue así.

Empleamos el "Cuaderno para hablar" como uno de los últimos recursos por utilizar y, al final, se consiguió resolver este problema.

*Situación: fobia perros 1*

Un día por la tarde, papá vino a buscarme a la salida del colegio. Caminábamos por la calle.

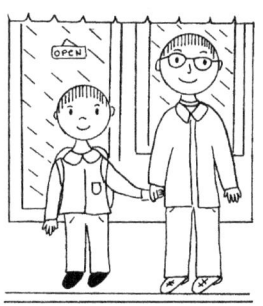

Un señor paseaba a su perro por la acera.

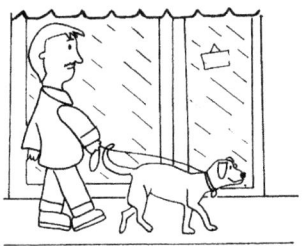

Yo les vi llegar y comencé a temblar y a tener miedo. Papá, al verme, se alarmó.

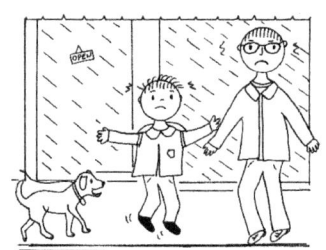

Pensé que el perro me podía morder y comencé a correr.

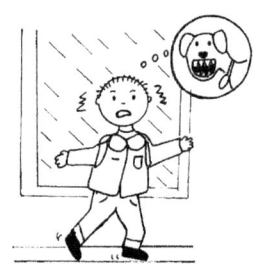

El perro, al verme, empezó a ladrar y yo grité y continué temblando.

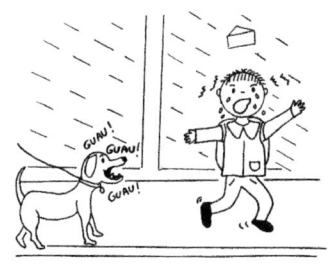

Papá me regañó. No podía correr al ver a un perro. Me puse a llorar.

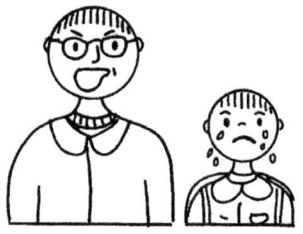

Resolución de conflictos

Situación: fobia perros 2

Me explicó que los perros son nuestros amigos y que no les podía tener miedo.

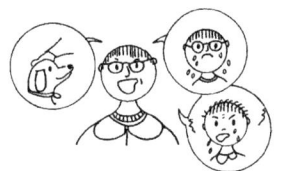

No lo entendía, estaba asustado y seguía llorando.

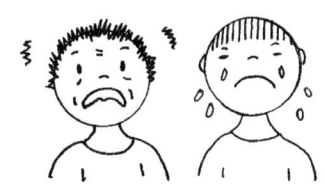

Al llegar a casa, papá me dijo que me pusiera a jugar con la consola.

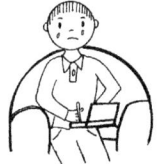

Me buscó el juego de los perritos.

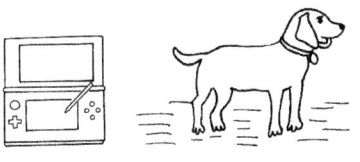

Después, papá me leyó un libro de animales.

Situación: fobia perros 3

Aún no estaba tranquilo. Papá me vio triste y me dijo que buscara un bolígrafo.

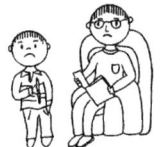

Cogió el "Cuaderno para hablar". Se sentó a mi lado y me escribió la situación con el perro.

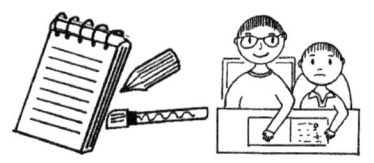

Me dibujó la situación de esa tarde.

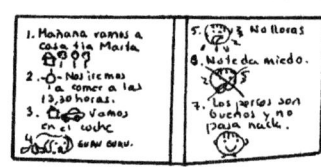

Después, en otra página, me dijo que al día siguiente íbamos a casa de mi tía Marta. Ella tiene dos perritos.

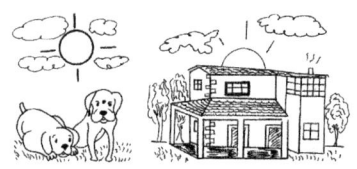

Me puse a pensar en los perritos de mi tía Marta. ¿Me darían miedo?

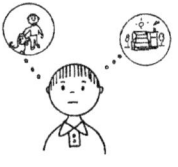

Llegó la noche y me fui a dormir.

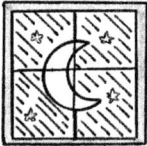

Resolución de conflictos

Situación: fobia perros (solución)

| | |
|---|---|
| Al día siguiente antes de ir a casa de mi tía, papá me mostró de nuevo el cuaderno. | 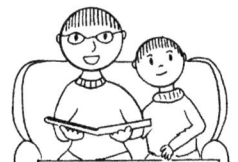 |
| Nos fuimos en el coche. | 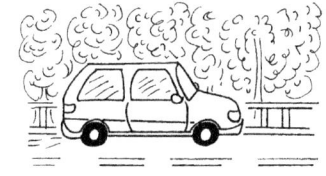 |
| Dentro del coche, me acordé de los perros y comencé a tener miedo. | 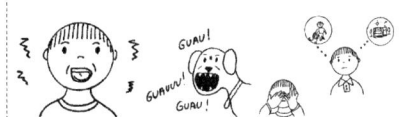 |
| Papá me dijo que cogiera el "Cuaderno para hablar". | 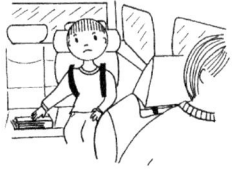 |
| Me puse a mirar el cuaderno. Los perritos no me harían daño. | 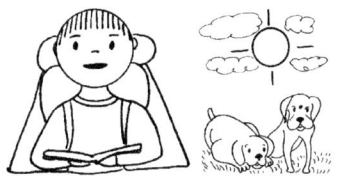 |

Llegamos a casa de mi tía Marta y llamamos a la puerta.

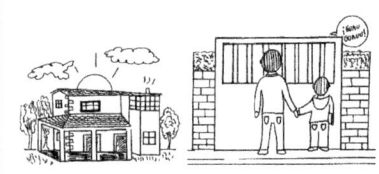

Salió a abrirnos mi tía Marta con uno de los perritos. Estaba atado y no me dio miedo.

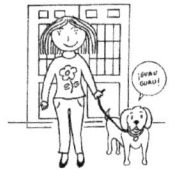

Metió al perro dentro de su caseta y entramos en casa de mi tía.

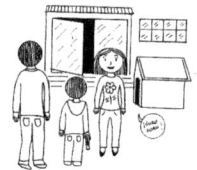

Estaba mirando el cuaderno, cuando escuché ladrar a más perros. Le pregunté a papá.

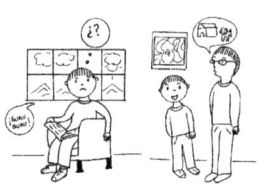

Nos asomamos y vimos a la perrita atada, cerca de su caseta.

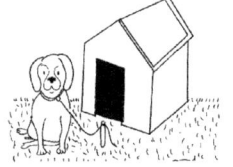

Enseguida salieron unos cachorritos de dentro. Eran muy pequeños.

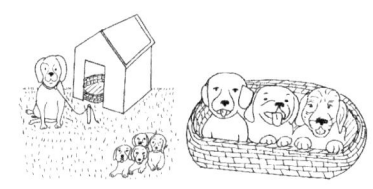

Mi tía me llevó hacia la perra para que no tuviera miedo y enseñarme los perritos.

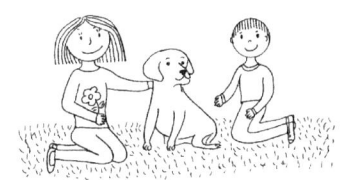

Después de un rato, me tranquilicé y jugué con ellos. Estaba contento. Le dije a mi tía que quería llevarme uno a mi casa.

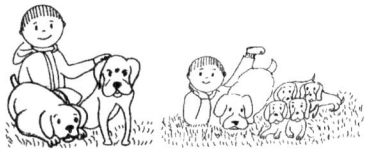

## c) Ejemplo: fobia al corte de pelo

En las siguientes páginas pondré un ejemplo de otra resolución de conflictos que ya no sólo tenemos los padres con niños con dificultades cognitivas, sino muchos otros padres. ¿Quién no conoce a algún niño de su entorno que haya montado un espectáculo con un corte de pelo?

Recuerdo las primeras veces en la peluquería, en que comenzaba a llorar y a gritar cuando le sentaban en la silla y el peluquero aparecía con todas las herramientas dentro de su carrito (peines, maquinillas de corte de pelo, tijeras, pinzas, etc.). Esta situación no fue fácil de resolver e hizo falta tiempo para solucionarlo pero, al final, se consiguió.

A continuación, se detalla el modo en que se resolvió la situación planteada con el niño.

Fobia: corte de pelo

Una tarde fui a cortarme el pelo.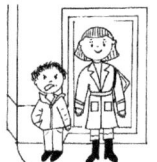

Iba a la peluquería. Estaba enfadado.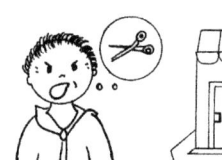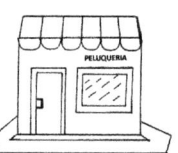

Me senté en la silla y, al ver al peluquero, comencé a llorar.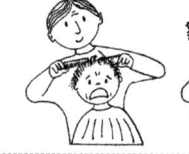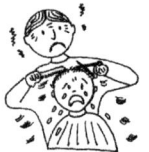

Al ver las tijeras, tuve miedo.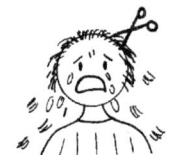

Mamá me dijo que el pelo crecería y que tenía que cortármelo.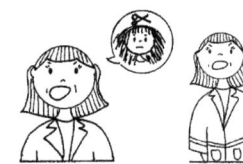

Yo me harté. Tenía miedo. Grité y lloré. No quería cortármelo.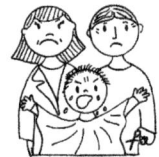

*Resolución de conflictos*

Mamá se enfadó mucho conmigo. No me habían cortado el pelo. Y nos fuimos de la peluquería.

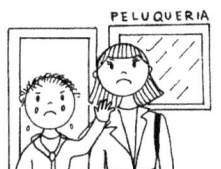

Volvimos a casa. Llegó la noche.

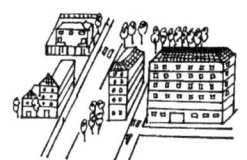

A la mañana siguiente, mamá cogió el cuaderno y comenzó a escribir y a pintar la situación para que yo la entendiera mejor.

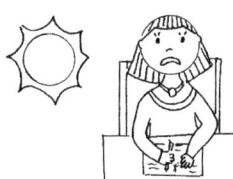

Me senté a su lado, y me explicó la situación a través de imágenes para que pudiera comprenderlo.

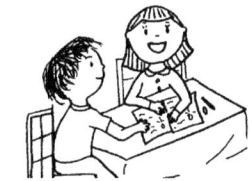

Mamá me dijo que un día debería ir con papá a la peluquería. Fui con él y a papá no le pasó nada.

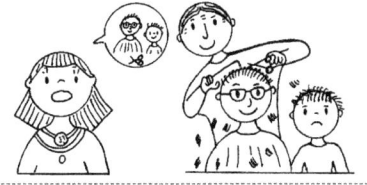

Me dijo que también acompañaría a mi amiga Marta. Fui y no le pasó nada.

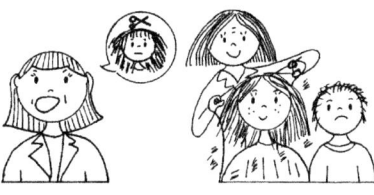

Papá y mi amiga Marta estaban más guapos después de ir a la peluquería.

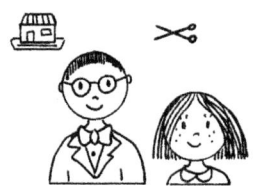

Mamá me decía que tendría que ir a la peluquería porque mi pelo estaba creciendo.

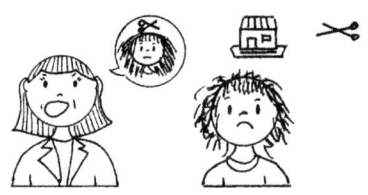

Si me cortara el pelo estaría tan guapo como Papá y mi amiga Marta.

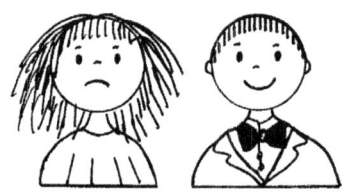

Yo cogí el cuaderno y comencé a ver las páginas que mamá había escrito y dibujado de la peluquería.

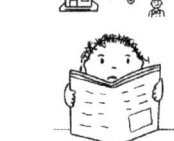

Ella me lo explicó. Y pensé que podría estar tan guapo como ellos.

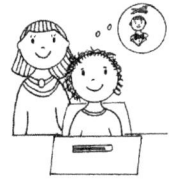

Días después, le dije a papá que me enseñara de nuevo la hoja del cuaderno que me había explicado mamá.

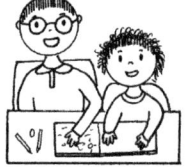

## Resolución de conflictos

### Fobia: corte de pelo (solución)

| | |
|---|---|
| Una mañana, mamá había decidido que íbamos a ir a la peluquería. Yo estaba poco convencido. | 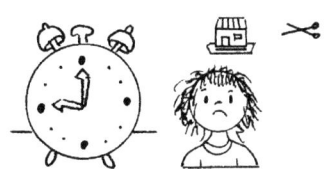 |
| Mamá cogió el cuaderno y me lo volvió a enseñar. Yo recordé. Estaba más tranquilo. | 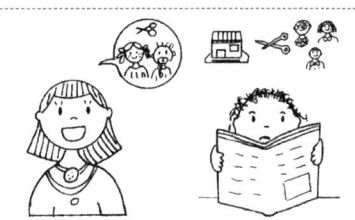 |
| Me senté delante del peluquero, y comencé a llorar. Mamá me enseñó el cuaderno. Me quedé tranquilo. No iba a pasar nada. | 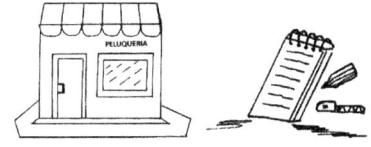 |
| Pensé la situación y decidí que estaría mejor con el pelo cortado. Y me lo cortó. | 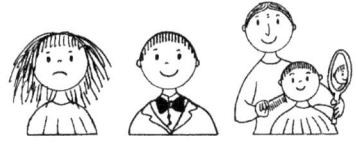 |
| Estaba contento porque estaba más guapo. Me habían cortado el pelo. | 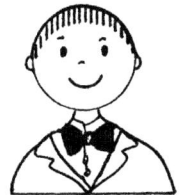 |

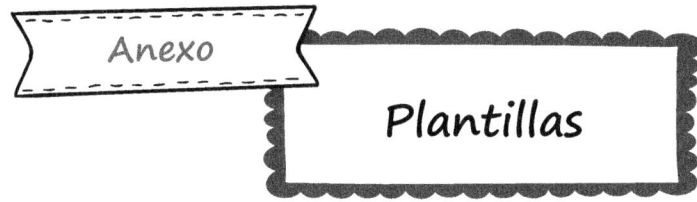

# Anexo
# Plantillas

Hemos querido dejar unas páginas con las plantillas para que comencéis vuestro "Cuaderno para hablar". Sólo tenéis que seleccionar la que más se ajuste a cada caso o situación. Al final, además, encontraréis pictogramas que podéis recortar y pegar en el lugar correspondiente.

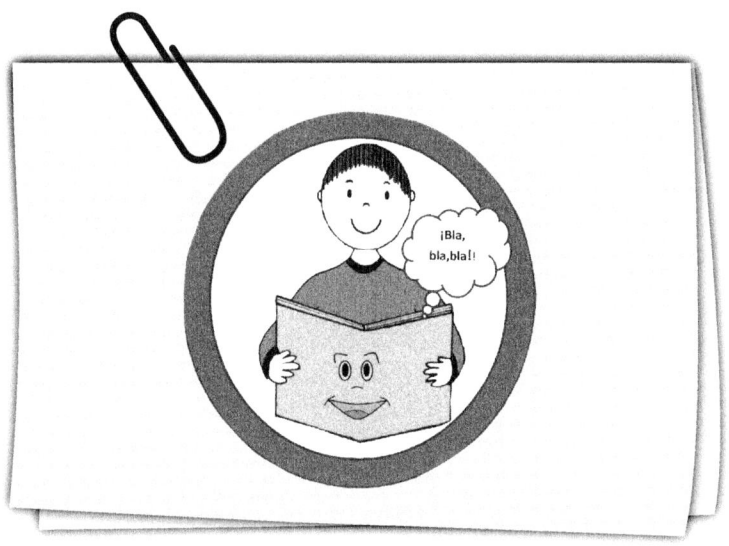

*Cuaderno para hablar*

Fecha:

1. _____  2. _____  3. _____  4. _____

Fecha:

1. _____  2. _____  3. _____  4. _____

Fecha:

1. _____  2. _____  3. _____  4. _____

Plantillas

Fecha:

1. _____  2. _____  3. _____  4. _____
_____  _____  _____  _____

Fecha:

1. _____  2. _____  3. _____  4. _____
_____  _____  _____  _____

Fecha:

1. _____  2. _____  3. _____  4. _____
_____  _____  _____  _____

Cuaderno para hablar

Fecha:

1. _____  2. _____  3. _____  4. _____
   _____     _____     _____     _____

Fecha:

1. _____  2. _____  3. _____  4. _____
   _____     _____     _____     _____

Fecha:

1. _____  2. _____  3. _____  4. _____
   _____     _____     _____     _____

Plantillas

Fecha:

1. _____  2. _____  3. _____  4. _____

Fecha:

1. _____  2. _____  3. _____  4. _____

Fecha:

1. _____  2. _____  3. _____  4. _____

Cuaderno para hablar

Fecha:

1. _____  2. _____  3. _____  4. _____

Fecha:

1. _____  2. _____  3. _____  4. _____

Fecha:

1. _____  2. _____  3. _____  4. _____

Plantillas

Fecha:

1. _____ 2. _____ 3. _____ 4. _____

Fecha:

1. _____ 2. _____ 3. _____ 4. _____

Fecha:

1. _____ 2. _____ 3. _____ 4. _____

*Cuaderno para hablar*

**Fecha:**

1. _____  2. _____  3. _____  4. _____

**Fecha:**

1. _____  2. _____  3. _____  4. _____

**Fecha:**

1. _____  2. _____  3. _____  4. _____

# Plantillas

Fecha:

1. _____ 2. _____ 3. _____ 4. _____

Fecha:

1. _____ 2. _____ 3. _____ 4. _____

Fecha:

1. _____ 2. _____ 3. _____ 4. _____

*Cuaderno para hablar*

**Fecha:**

Plantillas

Fecha:

*Cuaderno para hablar*

**Fecha:**

Plantillas

Fecha:

*Cuaderno para hablar*

**Fecha:**

Plantillas

Fecha:

*Cuaderno para hablar*

**Fecha:**

Plantillas

Fecha:

*Cuaderno para hablar*

**Fecha:**

Plantillas

**Fecha:**

*Cuaderno para hablar*

**Fecha:**

Plantillas

Fecha:

Cuaderno para hablar

**Fecha:**

Plantillas

Fecha:

*Cuaderno para hablar*

**Fecha:**

Plantillas

Fecha:

*Cuaderno para hablar*

**Fecha:**

Plantillas

Fecha:

Cuaderno para hablar

**Fecha:**

Plantillas

Fecha:

*Cuaderno para hablar*

**Fecha:**

Plantillas

Fecha:

*Cuaderno para hablar*

**Fecha:**

# Pictogramas

A continuación se han incluido una serie de pictogramas que se pueden recortar y pegar en los correspondientes espacios que se ha dejado en el "Cuaderno para hablar".

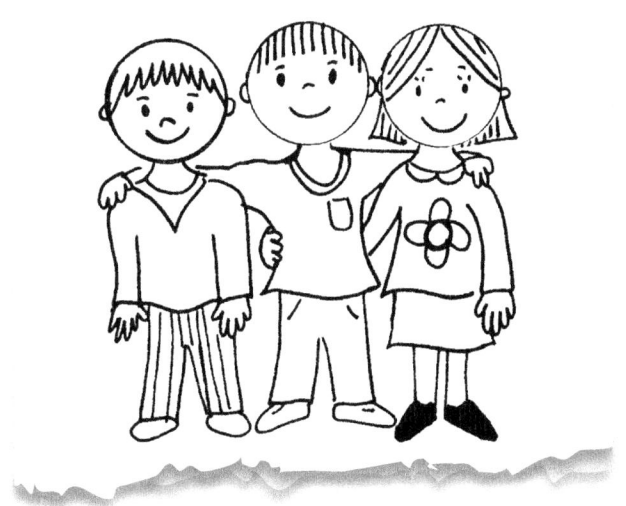

Pictogramas

Aseo 1

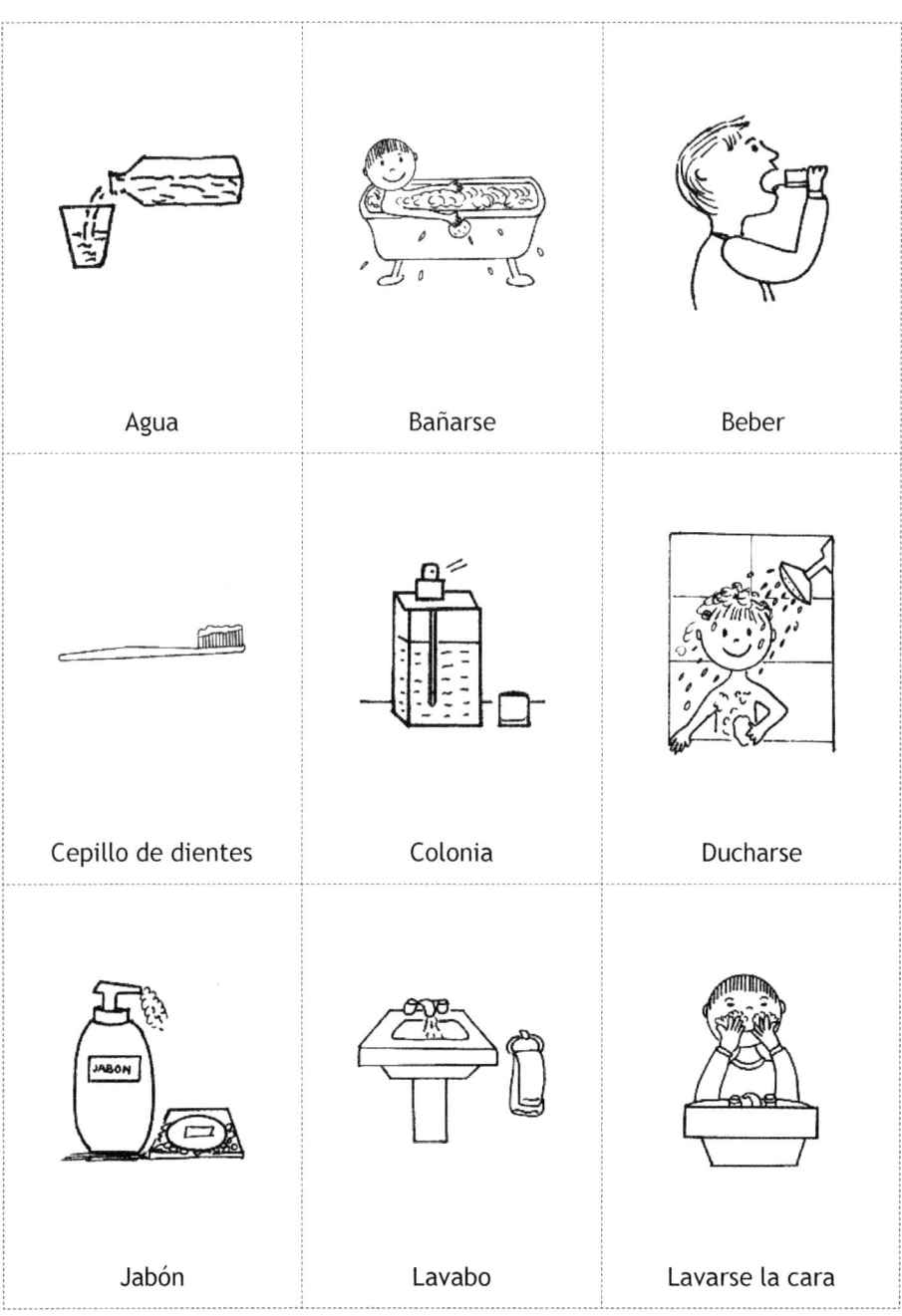

## Aseo 2

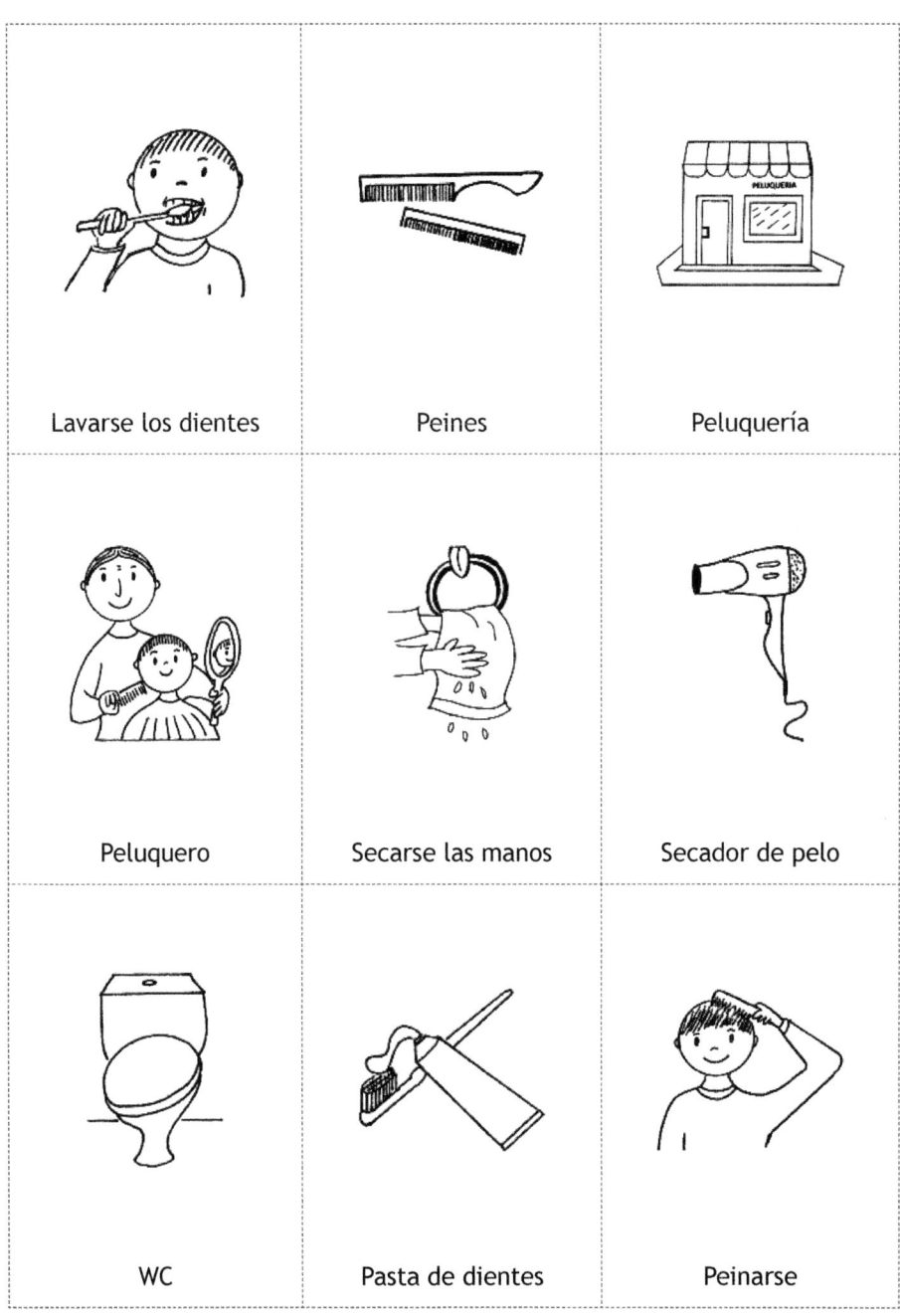

## Tiempo, estaciones

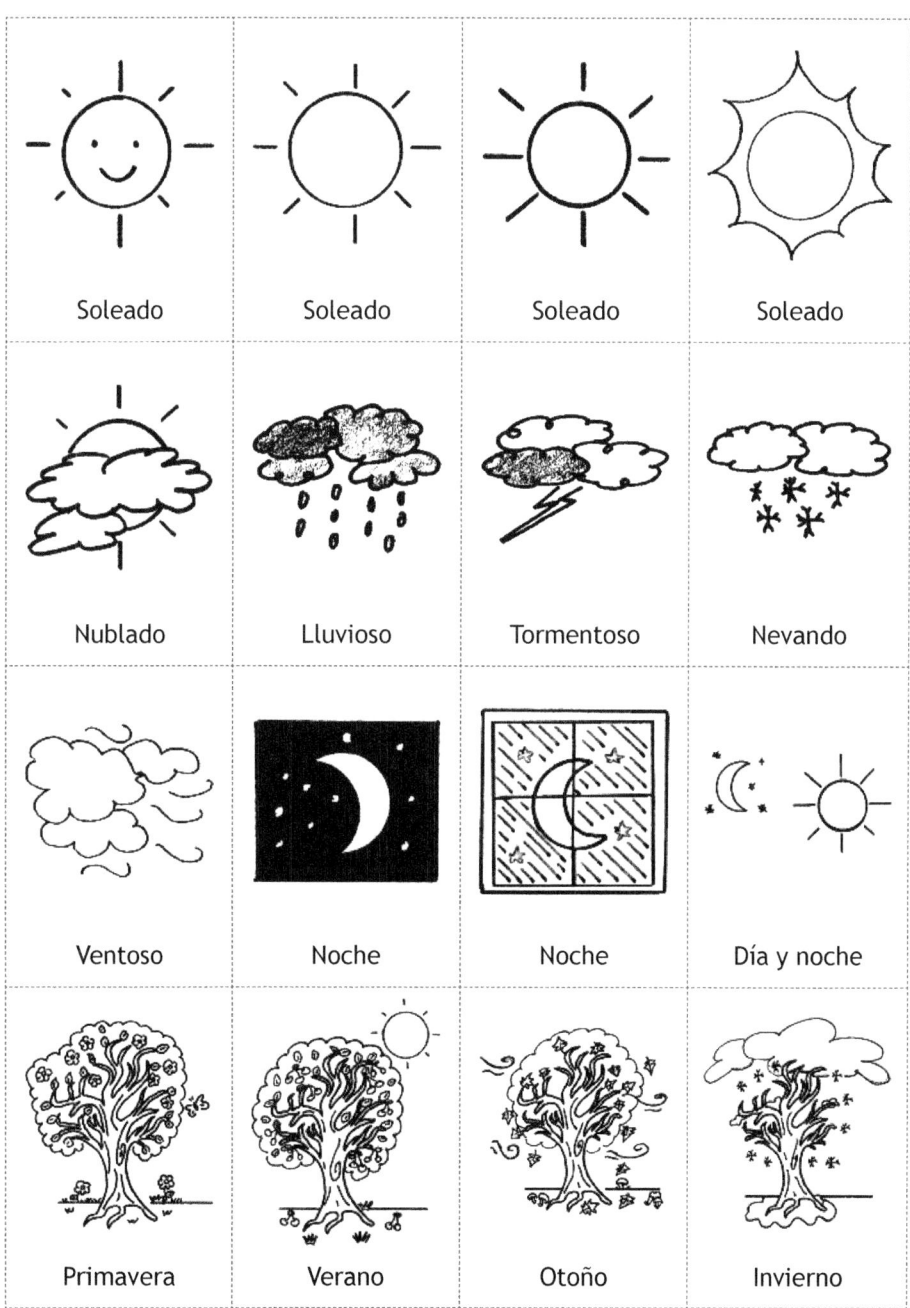

Cuaderno para hablar

## Emociones y sentimientos

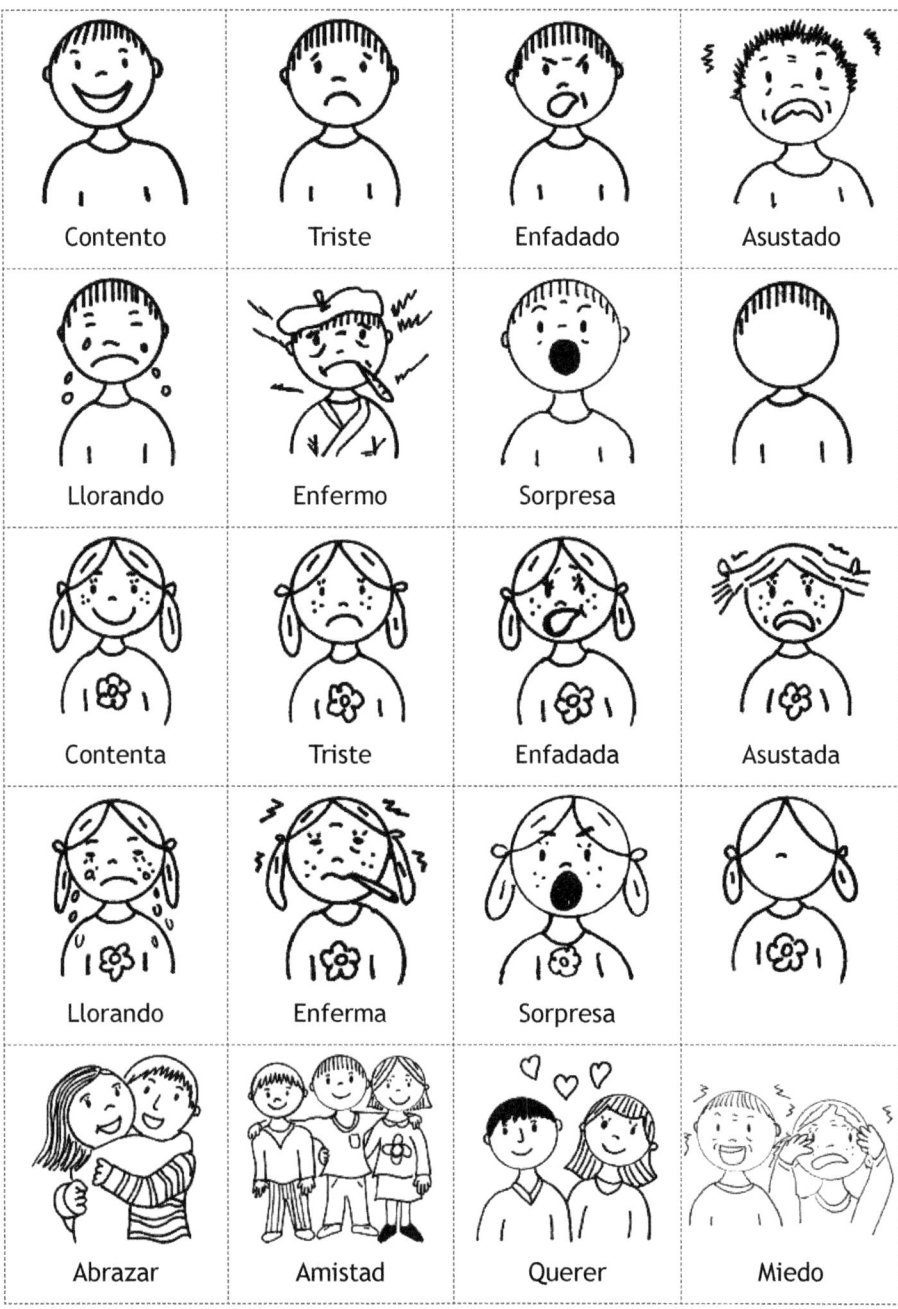

110

## Ocio, deportes

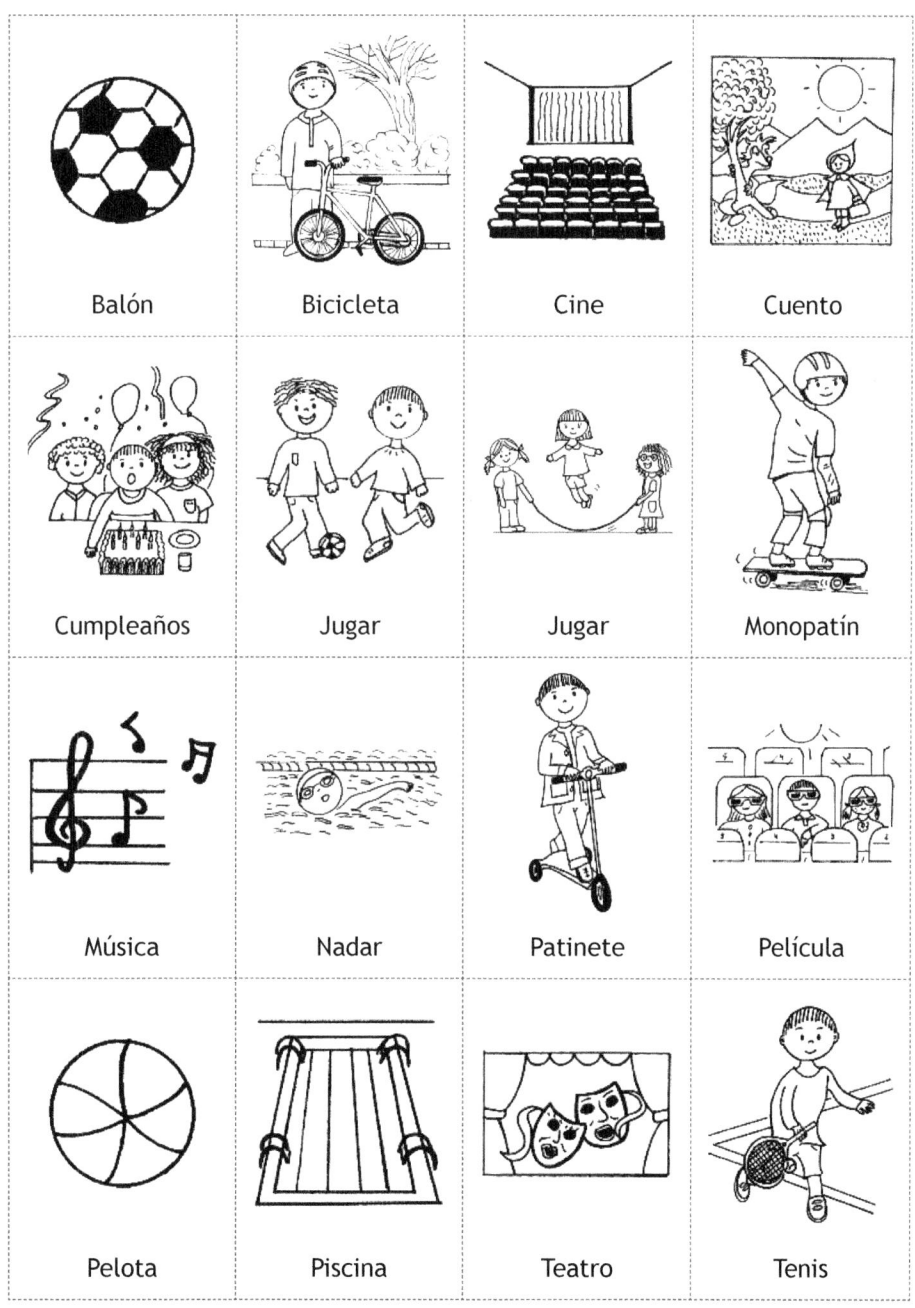

Cuaderno para hablar

## Colegio 1

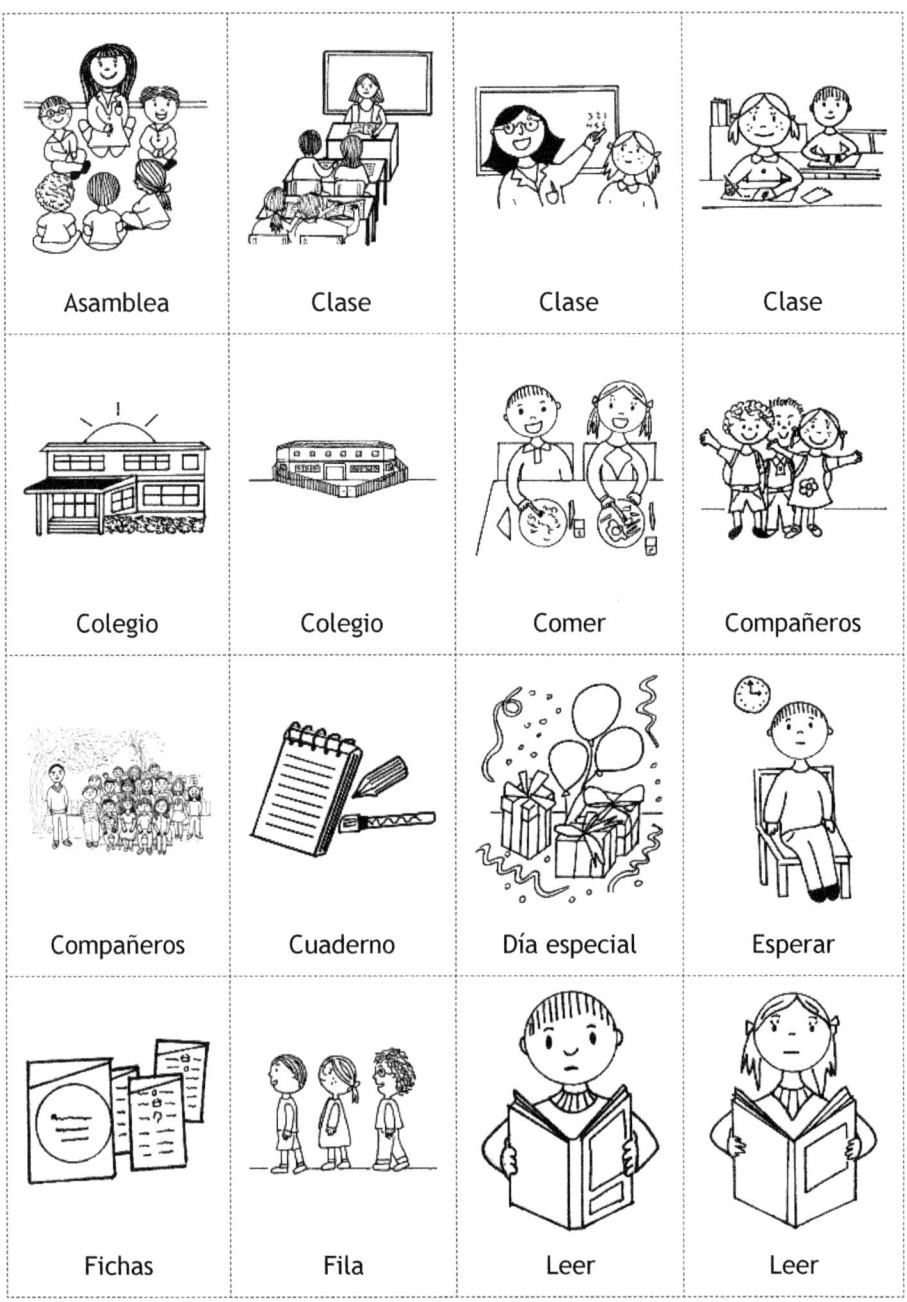

## Colegio 2

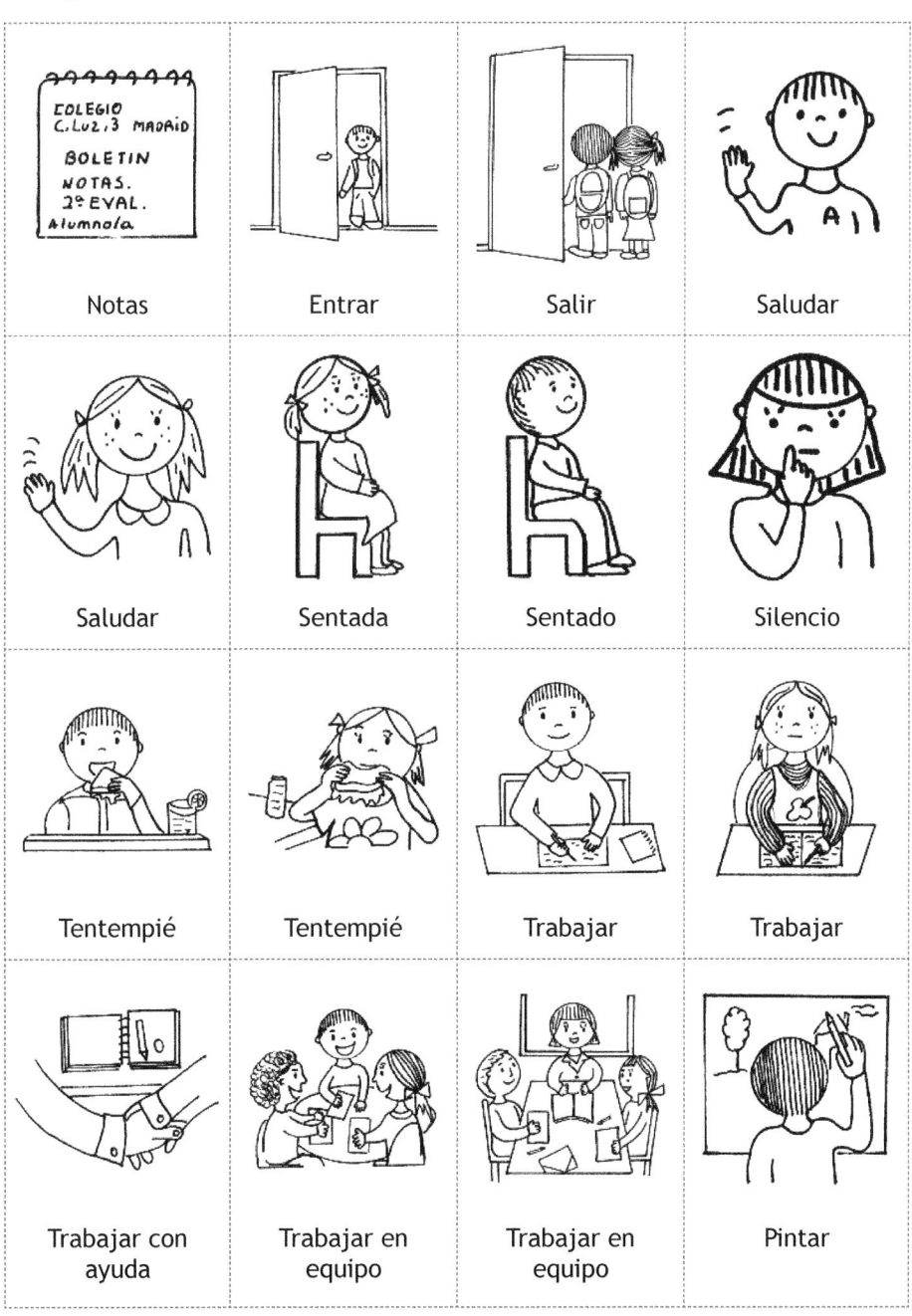

## Transportes, vacaciones, viajes

| | | | |
|---|---|---|---|
| Autocar | Avión | Coche | Metropolitano |
| Tren | Tranvía | Hotel | Viajar |
| Vacaciones | Vacaciones | Maletas | Metro |
| Barco | Bicicleta | Helicóptero | Moto |

## Acciones

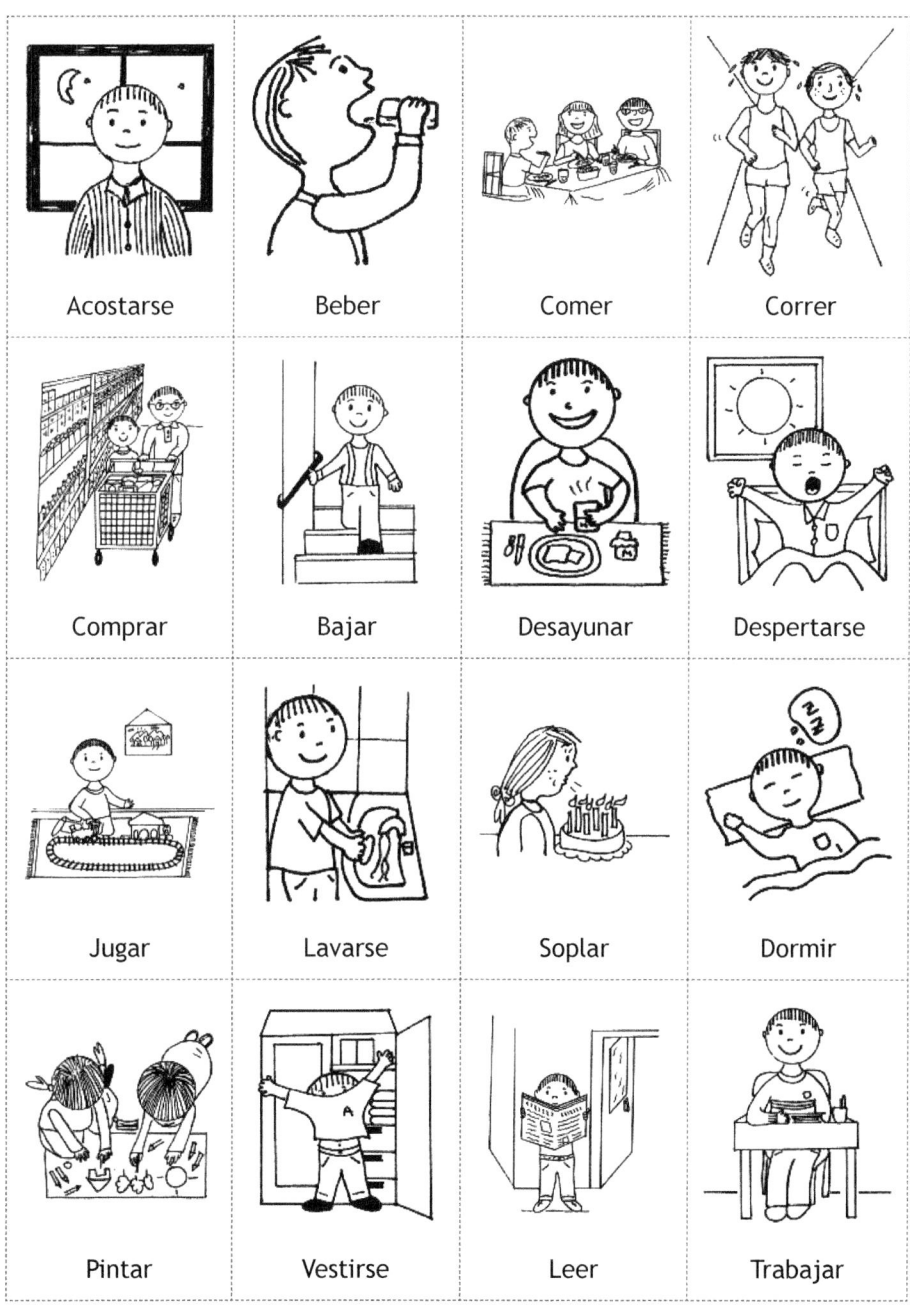

Cuaderno para hablar

## Estaciones y meses

| | | | |
|---|---|---|---|
| Primavera | Verano | Otoño | Invierno |
| Enero | Febrero | Marzo | Abril |
| Mayo | Junio | Julio | Agosto |
| Septiembre | Octubre | Noviembre | Diciembre |

Pictogramas

## Varios

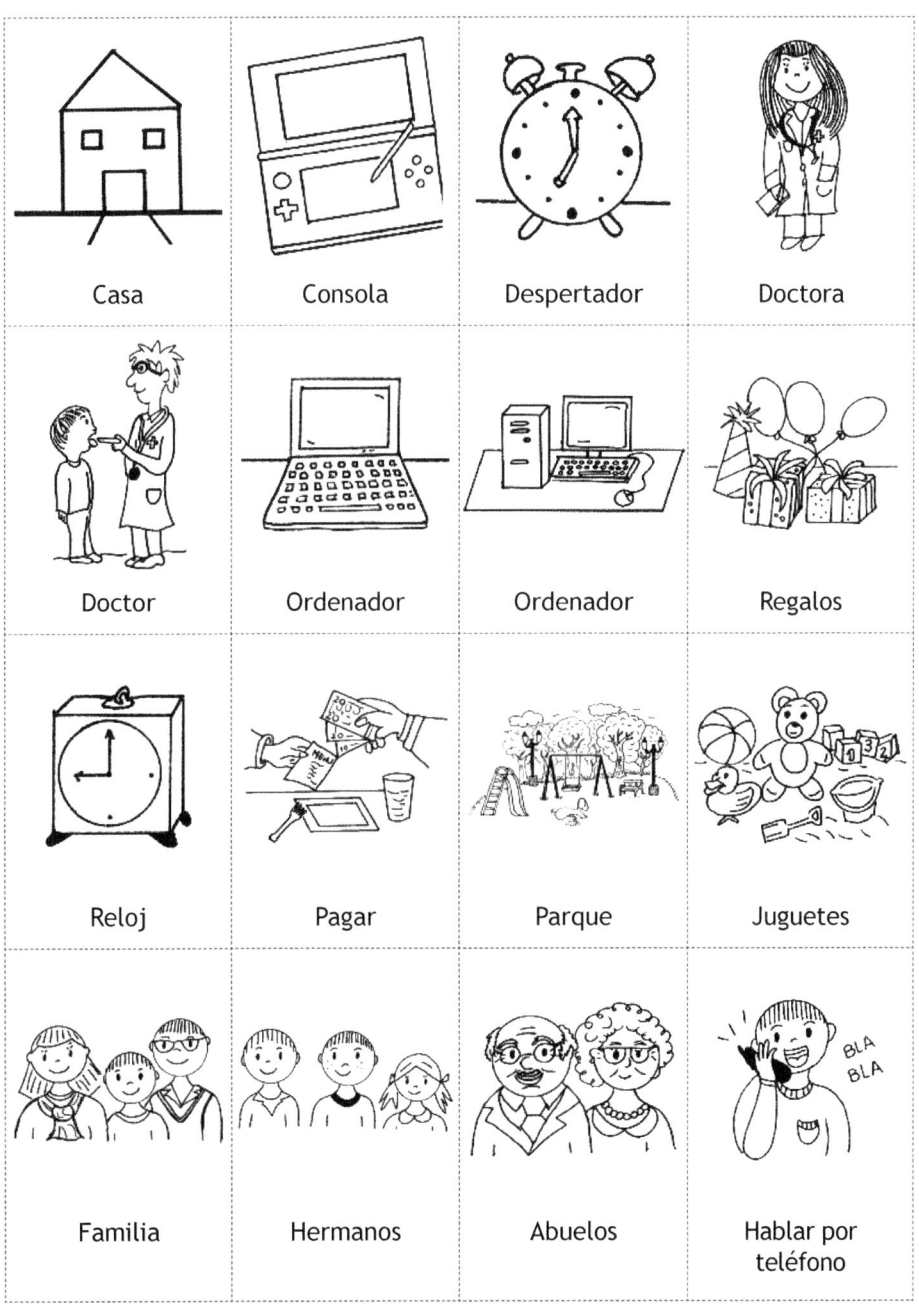

# Bibliografía

ALONSO GARCÍA, J. (2005): *¡Atiéndeme! Ocio y Aprendizajes*. Cepe. Madrid.

ALONSO GARCÍA, J. (2005). *¡Escúchame! Relaciones sociales y comunicación*. Cepe. Madrid.

ALONSO PEÑA, J. R. (2004): *Autismo y Síndrome de Asperger. Guía para familiares, amigos y profesionales*. Amarú Ediciones. Salamanca.

AMERICAN PSYCHIATRIC ASSOCIATION (2014). *DSM-V: manual diagnóstico y estadístico de los trastornos mentales*. Editorial Médica Panamericana. Madrid.

ANDRÉS, A. (1990). *El programa padre a padre. En varios autores. El futuro de las asociaciones sin centro*. FEVAS y FEAPS. San Sebastián.

BARON-COHEN, S.; HADWIN, J. y HOWLIN, P. (2006). *Enseñar a los niños autistas a comprender a los demás. Guía práctica para educadores*. Ediciones CEAC. Barcelona.

BELINCHÓN, M.; RIVIÉRE, A. e IGOA, J. M. (1992). *Psicología del lenguaje, investigación y teoría*. Trotta. Madrid.

BORREGUERO, P. (2004). *El síndrome de Asperger. ¿Excentricidad o discapacidad social?* Alianza. Madrid.

EQUIPO CEPRI (1990). *Proyecto PEANA. Proyecto de estructuración ambiental en el aula de niños autistas*. Actas del VI Congreso Nacional de AETAPI. Palma de Mallorca.

EQUIPO ESPECÍFICO DE ALTERACIONES GRAVES DEL DESARROLLO (en prensa). *La respuesta educativa a los alumnos gravemente afectados en su desarrollo*.

FRITH, U. (2013). *Autismo. Hacia una explicación del enigma*. Psicología Alianza Editorial, 4ª reimpresión. Madrid.

FRITH, U. (1991). *Autismo*. Alianza Editorial. Madrid.

HERNÁNDEZ, J.; MARTIN, A. y RUIZ, B. (2007). *Déjame que te hable de los niños y niñas con autismo en la escuela*. Teleno Ediciones. Madrid.

LOVAAS, I. (1992). *Enseñanza de niños con trastornos del desarrollo*. Martínez Roca (original 1981). Madrid.

MARTOS, J. (2011). *Los niños pequeños con Autismo*. Equipo Deletrea, Cepe. Madrid.

MONFORT, M. y MONFORT JUÁREZ, I. (2001). *En la Mente I. Un soporte gráfico para el entrenamiento de las habilidades pragmáticas en niños*. Entha Ediciones. Madrid.

MONFORT, M. y MONFORT JUAREZ, I. (2011). *En la Mente 2. Un soporte para el entrenamiento habilidades pragmáticas en niños. Cómo decirlo*. Entha Ediciones. Madrid.

MONJAS, M. I. (1993). *Programa de enseñanza de habilidades de interacción social para niños y niñas en edad escolar*. M. I. Monjas Casares. Valladolid.

RIVIERE, A (2001). *Autismo. Orientaciones para la intervención educativa*. Editorial Trotta. Madrid.

RIVIERE, A. y MARTOS, J. (1997). *El tratamiento del autismo. Nuevas perspectivas*. Ministerio de Trabajo y Asuntos Sociales. Madrid.

RIVIERE, A. y MARTOS, J. (2001). *Autismo: comprensión y explicación actual. Ministerio de Trabajo y Asuntos Sociales*. Madrid.

RIVIERE, A. y MARTOS, J. (2001). *Autismo: Comprensión y explicación actual*. APNA-Imserso. Madrid.

SERRANO RUBEN (2013). *Cuenta Autismo. Analogía de cuentos infantiles sobre trastornos del espectro autista*. 2ª edición. Comunicart. Madrid.